CB014457

FARMÁCIA HOSPITALAR

FARMÁCIA HOSPITALAR

UM ENFOQUE EM SISTEMAS DE SAÚDE

2ª EDIÇÃO

Míriam Elias Cavallini

Marcelo Polacow Bisson

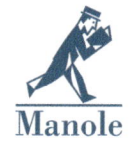

Manole

Este livro contempla as regras do Acordo Ortográfico de 1990, que entrou em vigor no Brasil.

Projeto Gráfico e Capa: Nelson Mielnik e Sylvia Mielnik

Editoração Eletrônica: Acqua Estúdio Gráfico e Departamento Editorial da Editora Manole

Fotos do miolo: Marcelo Yamashita
Observação: As fotos foram tiradas no Hospital e Maternidade Unimed Piracicaba.

Dados Internacionais de Catalogação na Publicação (CIP)
(Câmara Brasileira do Livro, SP, Brasil)

Cavallini, Míriam Elias
    Farmácia hospitalar / Míriam Elias Cavallini, Marcelo Polacow Bisson. --
2. ed. -- Barueri, SP : Manole, 2010.

    Bibliografia.
    ISBN 978-85-204-2853-5

    1. Farmácia hospitalar - Administração 2. Hospitais - Administração
3. Hospitais - Sistemas de distribuição de medicamentos 4. Logística
(Organização) I. Bisson, Marcelo Polacow.
II. Título.

10-04428   CDD-362.1782068

Índices para catálogo sistemático:
1. Farmácia hospitalar : Gestão estratégica :
Serviços de saúde   362.1782068

1ª edição – 2002
2ª edição – 2010

Direitos adquiridos pela:
Editora Manole Ltda.
Avenida Ceci, 672 – Tamboré
06460-120 – Barueri – SP – Brasil
Fone: (11) 4196-6000 – Fax: (11) 4196-6021
www.manole.com.br
info@manole.com.br

Impresso no Brasil
Printed in Brazil

Aos meus filhos Vinícius e Mateus,
meus amores, minhas inspirações, bênçãos de Deus...
...Razões da minha vida!

Míriam Elias Cavallini

A todos aqueles que impulsionaram minha carreira, àqueles que, como eu, são amantes das ciências farmacêuticas, à minha esposa Adryella pelo apoio constante e ombro amigo nos momentos de desconsolo, à minha família querida e às minhas filhas amadas. À Polícia Militar de São Paulo pelos valores de hierarquia e disciplina que pautaram minha vida após o ingresso nessa centenária organização. À USP e à Unicamp, que contribuíram para aprimorar meu capital intelectual e minha formação científica.

Marcelo Polacow Bisson

AGRADECIMENTOS

Ao meu marido Renato, aos meus pais, irmãos, sobrinhos e familiares, pelo incentivo constante e por serem meu porto seguro.

Aos alunos e ex-alunos de graduação e pós-graduação, aos colegas farmacêuticos, pelas conquistas e lutas diárias da profissão farmacêutica.

Aos hospitais, que serviram de palco para a realização desta obra.

À Unimep, USP e Unicamp, pela capacitação, formação profissional e científica.

Aos verdadeiros amigos...

Míriam Elias Cavallini

SOBRE OS AUTORES

MÍRIAM ELIAS CAVALLINI

Farmacêutica pela Universidade Metodista de Piracicaba (Unimep). Mestre em Farmacologia pela Universidade de São Paulo (ICB-USP). Doutora e pós-doutora (Ph.D) em Pesquisa Experimental pelo Departamento de Cirurgia da Universidade Estadual de Campinas (Unicamp). Professora universitária e supervisora de estágio na área de Ciências da Saúde. Coordenadora e professora de Curso de Especialização em Farmácia Hospitalar, pós-graduação *lato sensu*.

Professora pesquisadora-colaboradora (pós-doutorado) do Departamento de Farmacologia e Anestesiologia da Faculdade de Odontologia de Piracicaba da Universidade Estadual de Campinas (FOP-Unicamp).

Vice-presidente da Sociedade Brasileira de Farmácia Hospitalar – SBRAFH Regional, desde 2007 (2º mandato).

Consultora técnica em Farmácia Ambulatorial e Farmácia Hospitalar.

MARCELO POLACOW BISSON

Vice-presidente do CRF-SP, professor universitário na área de Ciências da Saúde desde 1989, com graduação em Farmácia Industrial pela Faculdade de Ciências Farmacêuticas de Ribeirão Preto da Universidade de São Paulo (FCFRP-USP). Mestre e Doutor pela Faculdade de Odontologia de Piracicaba da Universidade Estadual de Campinas (FOP-Unicamp). Bolsista do CNPq e da CAPEs, tendo participado de atividades de ensino e pesquisa na USP, Unicamp e outras instituições de nível superior. Membro e Especialista em Farmácia Hospitalar pela Sociedade Brasileira de Farmácia Hospitalar – SBRAFH.

APRESENTAÇÃO

Esta obra tem o objetivo de fornecer informações atualizadas para os farmacêuticos, os acadêmicos de farmácia, os administradores hospitalares e os vários profissionais envolvidos no gerenciamento de sistemas de saúde, tanto públicos como privados.

Os medicamentos e os materiais médicos hospitalares, também chamados de correlatos farmacêuticos, são responsáveis por um dos maiores custos em hospitais e sistemas de saúde, sendo que seu gerenciamento correto representa uma importante ferramenta de crescimento das instituições hospitalares, assim como o trabalho em equipe, envolvendo o profissional farmacêutico junto aos vários profissionais da área da saúde.

Contendo uma abordagem atual, baseada no Atendimento Gerenciado à Saúde – *Managed Care*, procuramos situar a moderna farmácia hospitalar dentro de parâmetros internacionais de qualidade de atendimento e gerenciamento racional, incluindo para tanto nesta segunda edição, além dos tópicos administrativos e técnicos, tópicos de caráter humanístico, tão importantes para a equipe de saúde e para o paciente quanto para a busca da excelência desta área nos sistemas de saúde. Portanto, trazemos novos capítulos pautados em referências atuais sobre abordagem em erros relacionados a medicamentos, prescrição médica eletrônica, antimicrobianos e infecção hospitalar e humanização no ambiente hospitalar.

Certamente, a utilização e a reflexão acerca dos assuntos abordados neste livro contribuirão para a profissionalização e o aperfeiçoamento das farmácias hospitalares e a sua colocação em posição de destaque nas Ciências Farmacêuticas e na Administração Hospitalar.

PREFÁCIO DA PRIMEIRA EDIÇÃO

Quando tive contato pela primeira vez com a farmácia hospitalar, foi por vontade de me aproximar da manipulação. Essa porta de entrada me apresentou um universo encantador. Não imaginava como seriam amplas as atividades intra-hospitalares executadas pelo farmacêutico. Com desafios diários e superação de obstáculos constantes, o farmacêutico lida com a necessidade técnica da equipe de saúde, a necessidade financeira da instituição, os interesses de *marketing* das empresas produtoras. O farmacêutico é um profissional que busca o melhor para os seus pacientes a um custo racional.

Felizmente, no ano seguinte tive a disciplina de farmácia hospitalar na universidade e pude estagiar numa farmácia que buscava ser um referencial teórico.

A literatura sobre o tema era escassa e poucas universidades ofereciam os conceitos teóricos e práticos necessários.

Esta geração conheceu uma assistência farmacêutica hospitalar deficitária. Os colegas que se voltavam para essa área tinham (e alguns ainda têm!) de mostrar e provar as vantagens de se ter um (ou mais) farmacêutico(s) atuando no hospital.

Felizmente vários colegas não concebiam (e não concebem) a existência de uma farmácia hospitalar sem farmacêutico e buscaram mudar esse panorama.

É certo que, da época em que a farmácia era um grande laboratório de manipulação até agora em que se necessita de conhecimentos de farmacoeconomia, farmacovigilância e etc., muito mudou em termos de tecnologia e ciência. Mas esses profissionais souberam resistir ao tempo, progredindo cientificamente, mantendo acesa uma luz que atraia novos colegas ao mesmo tempo que passaram seus conhecimentos aos que buscavam inspiração para seguir neste campo.

Atualmente vimos nascer a Sociedade Brasileira de Farmácia Hospitalar, da qual me orgulho em ser um dos fundadores e ter sido o primeiro presidente. Vimos as universidades alocando um espaço maior aos fundamentos da farmácia hospitalar (quer teórico, quer prático) e por fim temos o mercado solicitando farmacêuticos para atuarem em hospitais.

Estamos longe ainda do cenário que vislumbramos para a assistência farmacêutica ideal. Sabemos que este cenário não será construído de uma única vez, mas como toda longa jornada, é uma sequência de passos.

Nesse contexto, esta obra é mais um dos sólidos passos que damos rumo à difusão dos conhecimentos necessários à prática da farmácia hospitalar. Ela é fruto da dedicação de colegas que vêm evoluindo junto à profissão (ou fazendo a profissão evoluir!) e buscam repassar sua experiência. Com certeza servirá de referencial teórico a aqueles que estão iniciando ou a aqueles que necessitam de uma obra que os levem a refletir sobre seu trabalho e como contribuir para a melhoria da farmácia hospitalar.

Marcelo Gastaldi

SUMÁRIO

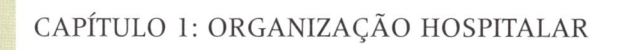

CAPÍTULO 1: ORGANIZAÇÃO HOSPITALAR

CAPÍTULO 2: ADMINISTRAÇÃO FARMACÊUTICA-HOSPITALAR

CAPÍTULO 4: ADMINISTRAÇÃO DE COMPRAS

CAPÍTULO 13: COMISSÃO DE CONTROLE DE INFECÇÃO
HOSPITALAR (CCIH)

ORGANIZAÇÃO HOSPITALAR

1

1. HISTÓRICO DA INSTITUIÇÃO HOSPITALAR

Em relação à instituição hospitalar do ponto de vista histórico, há registros indianos e egípcios datados do século VI a.C. dos primeiros locais de isolamento de pessoas doentes do contato com o restante da comunidade.

Na antiguidade, desde antes e até muito tempo depois da era hipocrática (Hipocrátes, grego considerado o pai da medicina), um traço de profundo misticismo relacionava o sofrimento humano à direta e inflexível vontade das divindades, que assim puniam as criaturas julgadas faltosas. Nesse período, os templos religiosos acolhiam os doentes e os incapacitados, sobretudo em momentos críticos em que as comunidades se sentiam ameaçadas.

A filosofia cristã de "amar ao próximo como a ti mesmo" na Itália (Roma) da Era Cristã inspirou a edificação do primeiro hospital. Essa filosofia continha uma diferença radical em relação às anteriores, que se preocupavam apenas em confinar os doentes para evitar o contágio dos que se julgavam com saúde e das pessoas de classe social mais elevada. Também foram encontradas informações a respeito de locais de refúgio para tratamento de enfermos na Grécia hipocrática, iniciando uma nova fase na medicina. Também consta da literatura histórica que, na Roma Antiga, foram criados os primeiros hospitais militares, fato que evoluiu, na Idade Média, para a introdução do conceito de assistência social na doença. As ordens monásticas, após o advento do Cristianismo, criaram espaços físicos nos seus conventos para assistir aos enfermos, aos velhos e aos desamparados. Na mesma linha, surgiram instituições ligadas ou não às ordens religiosas voltadas para tais fins; entre elas, servem de claros exemplos as Santas Casas de Misericórdia e as Sociedades de Beneficência.

O aumento crescente da população, sobretudo dos desvalidos, obrigou os responsáveis pelos governos a organizar, em locais apropriados, unidades que pudessem acomodar os enfermos e facilitar a assistência que se pretendia prestar a eles. Surgiram, assim, os hospitais. O sentido precípuo de suas intenções, como a própria palavra latina que lhe deu origem – *hospitale* – designa, obedecendo a princípios compassivos que os inspiravam e que se constituíam na sua maior razão, era dar, antes de tudo, o teto, o leito, o alimento e o cuidado aos necessitados.

Assim, os locais onde se cumpriam tais tarefas passaram a ser conhecidos como "hospitais", isto é, hospedarias, hotéis, mas que se diferenciavam de estabelecimentos com iguais nomes, porque neles se praticava, como regra essencial, a caridade. Na história da Medicina, em muitos países e cidades, as instituições com tal perfil se converteram em marcos indeléveis. A Clínica do Hotel de Deus, criada por volta do século XVI em Paris e que ainda hoje continua o seu respeitável caminho, é um exemplo superior da prática da Medicina como ciência, filosofia e arte.

Esse conceito de hospital persistiu durante séculos – XVI, XVII, XVIII, XIX e XX e, de um certo modo, no atual que se inicia. Ao longo desses séculos, os hospitais acolhiam, quase na sua totalidade, as pessoas mais empobrecidas. Os cidadãos das classes sociais bem dotadas de poder e de economia, quando adoeciam, permaneciam em suas próprias residências; nelas nasciam os seus filhos; em seus leitos viviam as horas lentas e sacrificadas do caminho do sofrimento; e também, quando chegava o momento final, rodeados de seus familiares e amigos, morriam.

Mudanças profundas ocorreram somente no século XIX, com a introdução de princípios de assepsia e o aumento das cirurgias, pelo trabalho do cirurgião inglês Joseph Lister. O primeiro hospital do Brasil e da América do Sul data de 1543 – a Santa Casa de Misericórdia de Santos. Em São Paulo, o primeiro hospital surgiu em meados de 1590. O modelo hospitalar tal como conhecemos hoje começou a ser implantado a partir da década de 1930, com a introdução de princípios administrativos específicos. Em 1933, foi criado em Chicago (EUA) o primeiro curso de administração hospitalar do mundo, demonstrando que a evolução não se dava somente no campo tecnológico, mas também nas técnicas de gestão.

Foi a partir de 1975 que as faculdades do Brasil começaram a incluir em seus currículos a disciplina de Farmácia Hospitalar e, a partir de 1980, foram criados os cursos de especialização em Farmácia Hospitalar no Rio de Janeiro, expandindo-se depois para outros estados.

Na primeira metade do século XX verifica-se um extraordinário avanço dos conhecimentos sobre a natureza das doenças e, em consequência, a imperiosa necessidade do incremento de novos métodos diagnósticos e terapêuticos, com a indústria construindo novos e sofisticados aparelhos, cujos modelos são rapidamente renovados, obrigando os hospitais, para acompanhar esse ritmo, a se organizarem cada vez mais administrativa e economicamente.

Houve um crescente esclarecimento das populações, principalmente aquelas das regiões mais pobres, a respeito de seus direitos, principalmente o acesso à prevenção e ao tratamento das doenças. É verdade que a sociedade já havia sido alertada disso desde o século XVIII, primeiro com a divulgação dos princípios libertários oriundos da Revolução Francesa e da Carta Democrática e de Cidadania da Independência dos Estados Unidos; depois, em 1948, com a Declaração Universal dos Direitos do Homem, legitimada pela Organização Mundial da Saúde; a que se seguiram, estimulados pelos terríveis exemplos de desrespeito à vida durante e após a Segunda Grande Guerra e pelos movimentos revolucionários socialistas e as repressões consequentes, os congressos de Helsinque e de Tóquio, que deram o fundamento a uma nova ciência: a Bioética.

A doença e o sofrimento passaram a ser guiados por razões econômicas, muitas vezes espúrias, através de empresas, de indústrias, de modelos jurídicos ou outros. Desfiguraram-se, assim, regras fundamentais no relacionamento médico/paciente; criaram-se modelos que fugiam às práticas médicas até então vigentes e que se subordinavam aos princípios hipocráticos. Serve de exemplo o comportamento de determinados interessados, instituições ou indivíduos, que aproveitando-se muitas vezes do sensacionalismo da mídia, inclinam-se pela exploração de um tema de conceituação difícil: o erro médico. Em contrapartida, o profissional se ampara em uma prática discutível: "a medicina defensiva", isto é, a realização excessiva de exames subsidiários como uma forma de proteção contra possíveis ações jurídicas. O encarecimento da Medicina é uma consequência clara.

Vive-se hoje uma situação incômoda, que divide a sociedade em dois campos, os quais entram em conflito: o dos que têm acesso aos meios de assistência médica mais avançada, comunidades ricas e poderosas, que constituem uma minoria; e os que se situam fora desses limites, a maioria, despossuída e, frequentemente, aculturada.

Os hospitais da atualidade, considerados os seus perfis nas comunidades, sobretudo em regiões equivalentes às nossas, enfrentam, obrigatoriamente, condições quase sempre desalentadoras que os tornam incapazes de atuar com eficiência. Não há como, isoladamente, culpar indivíduos, organizações, governos ou outros que atuam nesse espaço. Uma questão de consciência coletiva deverá se impor no seu devido momento, alcançada à medida que a sociedade evolua também. A desigualdade de direitos foi sempre apanágio das coletividades humanas. É uma fatalidade; por mais que seja a evidência disso, não há como desfazê-la por completo, porque é parte indissociável da natureza dos homens.

CARACTERÍSTICAS DE UM HOSPITAL NA ATUALIDADE

- **ASSISTIR** aos pacientes, obedecendo, antes de tudo, aos princípios éticos de respeito à condição humana. Depois, utilizar a tecnologia apropriada e disponível com prudência, jamais esquecendo que a máquina apenas informa, mas a mente e o coração do médico é que devem apontar os caminhos.
- **PESQUISAR** na medida do possível, buscando conhecimentos novos, estabelecendo ao menos o perfil da patologia regional. É imprescindível que isso ocorra, pois essa é a melhor maneira de qualificar um hospital. Hoje, os centros mais avançados não duvidam disso e, muitas vezes, foi pela pesquisa que se projetaram e definiram a sua credibilidade.
- **EDUCAR**, amparar vocações. Ter a visão do futuro, compreendendo que caberá às gerações vindouras aplainar os caminhos e vencer os desafios.
- **MANTER AS FONTES DE INFORMAÇÃO ATUALIZADAS**. O progresso trouxe consigo mensagens novas. As bibliotecas não são mais áreas estáticas ocupadas pelas publicações, esperando passivamente que os interessados cheguem até elas. Vivemos a época da

informática, que acena com novos ares de dinamismo, de comunicação fácil entre os centros de formação do mundo inteiro, que se interligam, permitindo, assim, o acesso a quem se dispuser a fazê-lo.

- **APROXIMAR** o hospital, tanto quanto possível, das comunidades, principalmente as que estão em torno dele, com o objetivo precípuo da promoção da saúde.
- **ESTIMULAR** medidas de prevenção de doenças, que é, afinal, a expressão maior do esforço da Medicina dos anos vindouros.

2. O SISTEMA ÚNICO DE SAÚDE (SUS)

Como forma de melhor aproveitar os recursos humanos e financeiros, foi instituído na Constituição Federal (CF) promulgada em 1988 o Sistema Único de Saúde (SUS), que engloba vários níveis, como descrito a seguir.

No artigo 6° da Constituição verificamos que são direitos sociais a educação, a saúde, o trabalho, a moradia, o lazer, a segurança, a previdência social, a proteção à maternidade e à infância, a assistência aos desamparados.

No artigo 196 da CF encontramos que a saúde é direito de todos e dever do Estado, garantido mediante políticas sociais e econômicas que visem à redução do risco de doença e de outros agravos e ao acesso universal e igualitário às ações e serviços para sua promoção, proteção e recuperação. São de relevância pública as ações e os serviços de saúde, cabendo ao Poder Público dispor, nos termos da lei, sobre sua regulamentação, fiscalização e controle, devendo sua execução ser feita diretamente ou através de terceiros e, também, por pessoa física ou jurídica de direito privado.

As ações e os serviços públicos de saúde integram uma rede regionalizada e hierarquizada e constituem um sistema único, organizado de acordo com as seguintes diretrizes:

- I – descentralização, com direção única em cada esfera de governo;
- II – atendimento integral, com prioridade para as atividades preventivas, sem prejuízo dos serviços assistenciais;
- III – participação da comunidade.

O Sistema Único de Saúde será financiado, nos termos do artigo 195, com recursos do orçamento da seguridade social, da União, dos Estados, do Distrito Federal e dos Municípios, além de outras fontes. A União, os Estados, o Distrito Federal e os Municípios aplicarão, anualmente, em ações e serviços públicos de saúde recursos mínimos derivados da aplicação de percentuais calculados sobre receitas governamentais.

Em relação à participação das empresas privadas, o artigo 199 da CF estabelece que a assistência à saúde é livre à iniciativa privada. As instituições privadas poderão participar de forma complementar ao Sistema Único de Saúde, seguindo as diretrizes deste, mediante contrato de direito público ou convênio, tendo preferência as entidades filantrópicas e as sem fins lucrativos.

É vedada a destinação de recursos públicos para auxílios ou subvenções às instituições privadas com fins lucrativos. É vedada também a participação direta ou indireta de empresas ou capitais estrangeiros na assistência à saúde no país, salvo nos casos previstos em lei.

Ao Sistema Único de Saúde compete, além de outras atribuições, nos termos da lei:

- I – controlar e fiscalizar procedimentos, produtos e substâncias de interesse para a saúde e participar da produção de medicamentos, equipamentos, imunobiológicos, hemoderivados e outros insumos;
- II – executar as ações de vigilância sanitária e epidemiológica, bem como as de saúde do trabalhador;

- III – ordenar a formação de recursos humanos na área de saúde;
- IV – participar da formulação da política e da execução das ações de saneamento básico;
- V – incrementar em sua área de atuação o desenvolvimento científico e tecnológico;
- VI – fiscalizar e inspecionar alimentos, compreendido o controle de seu teor nutricional, bem como bebidas e águas para consumo humano;
- VII – participar do controle e fiscalização da produção, transporte, guarda e utilização de substâncias e produtos psicoativos, tóxicos e radioativos;
- VIII – colaborar na proteção do meio ambiente, nele compreendido o do trabalho.

3. CONCEITOS IMPORTANTES NOS SISTEMAS DE SAÚDE

SISTEMAS DE SAÚDE

O farmacêutico que deseja exercer suas funções em serviços assistenciais de saúde precisa conhecer os diversos ambientes de trabalho na área. Para fins didáticos, dividimos a assistência farmacêutica nos seguintes sistemas de saúde:

- ambulatório;
- hospital;
- assistência domiciliar (*homecare*);
- farmácia comunitária (farmácia pública).

Independentemente da patologia que o faz procurar assistência, o paciente precisará utilizar um desses sistemas de saúde, ou mais de um, em alguma fase da doença.

Assim, para entender a utilização dos sistemas, é importante abordar os diversos níveis de atenção à saúde.

O atendimento nos sistemas de saúde obedece a um ordenamento por níveis de complexidade.

NÍVEL PRIMÁRIO

Controle da população sadia, preservação e promoção da saúde, tratamento de certas doenças crônicas e pequenas urgências. *Exemplos:* postos, centros de saúde, farmácias comunitárias.

NÍVEL SECUNDÁRIO

Instituições detentoras de recursos básicos de diagnóstico (laboratório de análises clínicas, radiologia, eletrocardiografia) e que também possuem leitos para internações em áreas básicas da medicina (clínica médica, cirurgia geral, obstetrícia e pediatria). O nível secundário permite a resolução de 80 a 90% dos problemas sanitários da população. *Exemplos:* pequenos hospitais públicos e privados; centros de especialidades médicas.

NÍVEL TERCIÁRIO

Atendimento mais complexo, recursos materiais e humanos mais sofisticados, com alto grau de especialização. *Exemplos:* hospitais de ensino, hospitais públicos regionais e hospitais particulares de maior complexidade.

NÍVEL QUATERNÁRIO

Nível de atendimento mais elevado cientificamente, com investimento em tecnologia de ponta para a realização de tratamentos especiais (transplantes de órgãos, neurocirurgia, cirurgia cardiovascular).

Com base nessa classificação dos níveis de atenção à saúde, é possível deduzir que a assistência farmacêutica se insere em todos eles de diversos modos, conforme detalhado mais adiante. No Brasil, culturalmente, a área de farmácia hospitalar foi considerada uma especialidade independente da farmácia pública; no entanto, o aspecto assistencial de ambas é idêntico no que se refere ao objetivo maior – a atenção ao paciente.

Em nosso país, nem todos os usuários de medicamentos recebem indicação médica, pois muitos, em decorrência de aspectos culturais, exercem a automedicação, preferindo buscar na farmácia pública orientação para seus distúrbios físicos e psíquicos, em lugar de seguir o roteiro clássico dos diversos níveis de atenção à saúde. Apesar de a farmácia pública estar inserida no nível primário de atenção, sua utilização deveria ser um complemento à avaliação médica em ambulatórios, sejam eles públicos ou privados, e não, como ocorre atualmente, um substituto à assistência médica.

É inegável que a farmácia pública exerce papel fundamental na preservação e manutenção da saúde; contudo, o modo atual de funcionamento desses estabelecimentos – em que muitas vezes não há a presença de um farmacêutico em período integral – coloca em risco a saúde da população, pela orientação irresponsável de balconistas de farmácia e demais funcionários leigos.

Voltando ao setor hospitalar, introduziremos a seguir o conceito de hospital e de suas funções segundo a Organização Mundial de Saúde (OMS).

4. O HOSPITAL SEGUNDO A OMS

"O *hospital* é parte do sistema integrado de saúde, cuja função é dispensar à comunidade completa assistência à saúde preventiva e curativa, incluindo serviços extensivos à família em seu domicílio e ainda um centro de formação para os que trabalham no campo da saúde e das pesquisas biossociais."

FUNÇÕES DO HOSPITAL SEGUNDO A OMS

1. Prevenir a doença.
2. Restaurar a saúde.
3. Exercer funções educativas.
4. Promover a pesquisa.

Nesse contexto, podemos complementar com alguns exemplos das diversas funções.

1. *Prevenir a doença*
- Pré-natal e vigilância no parto normal;
- vigilância no crescimento normal da criança e do adolescente;
- luta contra doenças transmissíveis;
- prevenção de doenças de longa duração;
- prevenção da invalidez mental e física;
- educação sanitária;
- higiene do trabalho.

2. *Restaurar a saúde*
- Diagnóstico nos serviços ambulatoriais;
- tratamento curativo das enfermidades (intervenções cirúrgicas, clínicas e especiais);
- readaptação física, mental e social dos pacientes;
- assistência em casos de urgência: acidentes e enfermidades.

3. *Funções educativas*
Oferecer suporte a:
- estudantes de medicina;
- residentes;
- enfermeiros;
- administradores de saúde;
- assistentes sociais;
- outras profissões afins.

4. *Promover a pesquisa*
- Aspectos físicos, psicológicos e sociais da saúde e da enfermidade;
- métodos técnicos e administrativos do hospital.

Atualmente, os requisitos mínimos para a configuração de um hospital, segundo a Associação de Hospitais Americanos (AHA, American Hospital Association), são os seguintes:

- Possuir, no mínimo, seis leitos para pacientes, cada qual ocupado por um período superior a 24 horas pelo mesmo indivíduo.
- Ser construído, equipado e mantido de modo que esteja capacitado a prestar serviços de prevenção, diagnóstico e tratamento dos pacientes internados, dentro das áreas de especialidades, contando com recursos de hotelaria e tecnologia.
- Contar com o apoio de profissionais da saúde devidamente habilitados, em quantidade e qualidade compatíveis com as necessidades técnicas, além de pessoal administrativo.

CLASSIFICAÇÃO DOS HOSPITAIS

Os hospitais podem ser classificados de diversas maneiras; a seguir, apresentamos as mais importantes.

Regime Jurídico

- Público (administração direta ou autarquias e fundações).
- Privado (com ou sem fins lucrativos).

Porte

- Pequeno: menos de 50 leitos.
- Médio: entre 51 e 150 leitos.

- Grande: entre 150 e 500 leitos.
- Especial: acima de 500 leitos.

Tipo de Serviço

- Hospital Geral: oferece duas ou mais especialidades.
- Hospital Especializado: oferece apenas uma especialidade.

Corpo Clínico

- Aberto: os médicos não são necessariamente funcionários da instituição.
- Fechado: apenas os médicos contratados podem atender aos leitos.

Edificação

- Pavilhonar: serviços distribuídos por edificações isoladas, de pequeno porte.
- Monobloco: serviços concentrados em um único bloco.
- Multibloco: serviços distribuídos por edificações de médio ou grande porte, interligadas ou não.
- Horizontal: predominância da dimensão horizontal.
- Vertical: predominância da dimensão vertical.

Tempo de Permanência

- Longa: entre 30 e 60 dias.
- Curta: até 30 dias.

HOSPITAIS PÚBLICOS E PRIVADOS

A entidade mantenedora pode ser pública ou privada. As públicas podem ser de administração direta (federal, estadual ou municipal) ou de administração indireta (fundações e autarquias). As de direito privado podem se dividir em lucrativas e não-lucrativas, sendo que as últimas podem ser filantrópicas ou beneficentes.

As instituições filantrópicas têm por principais características: não conceder remuneração aos diretores; disponibilizar parte da lotação gratuitamente e reaplicar o lucro na própria instituição.

As beneficentes têm por principais características: assistir a grupos específicos, receber contribuição de associados e reaplicar o lucro na própria instituição.

Os quesitos para formação de uma entidade não-lucrativa são:

- ata de fundação;
- admissão de sócios;
- elaboração e aprovação de estatutos;
- eleição e posse da diretoria;
- registro do estatuto;
- inscrição nos organismos específicos;
- solicitação de isenção de impostos.

A estrutura do estatuto de uma instituição hospitalar deve conter:

- denominação (razão social), sede e foro jurídico, duração, finalidade;
- identificação dos sócios;
- especificações sobre a administração (órgãos da administração, diretoria, superintendência, administração);
- informações sobre o patrimônio;
- disposições gerais (reforma do estatuto, extinção etc.).

Do estatuto devem constar as funções da diretoria, órgão supremo da administração da entidade. Genericamente, são:

- determinar a política assistencial da instituição;
- zelar pelo padrão assistencial;
- coordenar os interesses profissionais com os administrativos e os financeiros;

- cuidar do patrimônio da instituição;
- cumprir e fazer cumprir os preceitos legais;
- fixar o quadro de servidores do hospital;
- elaborar o orçamento do hospital.

ORGANIZAÇÃO ADMINISTRATIVA DOS HOSPITAIS

A organização administrativa do hospital é, em geral, dividida por esferas de poder, como apresentamos a seguir.

- **Administração superior** (representada pela diretoria da entidade mantenedora): estabelece, implanta e controla as políticas administrativa, salarial, econômica e de recursos.
- **Direção executiva** (representada pelo superintendente e administrador, com delegação a gerentes e chefes da execução das propostas): traduz as políticas implantadas, estuda metas estabelecidas pela administração superior, determinando os dispositivos para atingi-las, organiza o hospital.

Como empresa, o hospital pode ser descrito da seguinte maneira: empresa prestadora de serviços ao ramo social, com componentes sistematizados e interligados, cujo objetivo maior é a prevenção de doenças e a cura de pacientes.

A organização de um hospital, tal qual a de toda empresa, passa pelo processo de instituição de departamentos, subdividindo a área hospitalar em unidades administrativas, que se agrupam conforme os recursos humanos e os materiais necessários a seu bom funcionamento.

Cada unidade administrativa conta com uma autoridade, delegada pelo administrador ao chefe ou gerente. Ao delegar autoridade, o administrador também repassa a responsabilidade que cabe a ele.

É possível entender melhor essa organização por meio de organogramas, ou seja, pela representação gráfica da estrutura administrativa do hospital. Todo hospital é orientado por um regulamento: um ato normativo de caráter estável, determinado pela administração superior, que regula e amplia o estatuto, para caracterizar a organização em seus aspectos fundamentais.

O regulamento de um hospital deve conter:

- finalidades do hospital;
- manutenção (fonte de recursos);
- organização (fixação da estrutura administrativa do hospital, organograma);
- funções das unidades administrativas;
- atribuições do pessoal (conjunto de obrigações que devem ser desenvolvidas por quem detém autoridade de decisão);
- intenções da entidade com relação aos servidores;
- política assistencial da instituição.

Cada unidade administrativa deve possuir um regimento interno, isto é, um ato normativo, aprovado pela direção executiva do hospital, com caráter flexível, que discorra sobre os objetivos, a estrutura orgânica, as atribuições, a competência dos órgãos e cargos de direção, as normas técnicas de funcionamento, rotinas, roteiros e relatórios de produtividade. O regimento interno deve ser composto pelos seguintes itens:

- estrutura orgânica (organograma);
- finalidades;
- atribuições (descrição das funções);
- pessoal (quantidade, qualificação, atribuições, horário dos servidores, horários da unidade);
- impressos;
- normas (administrativas e técnicas).

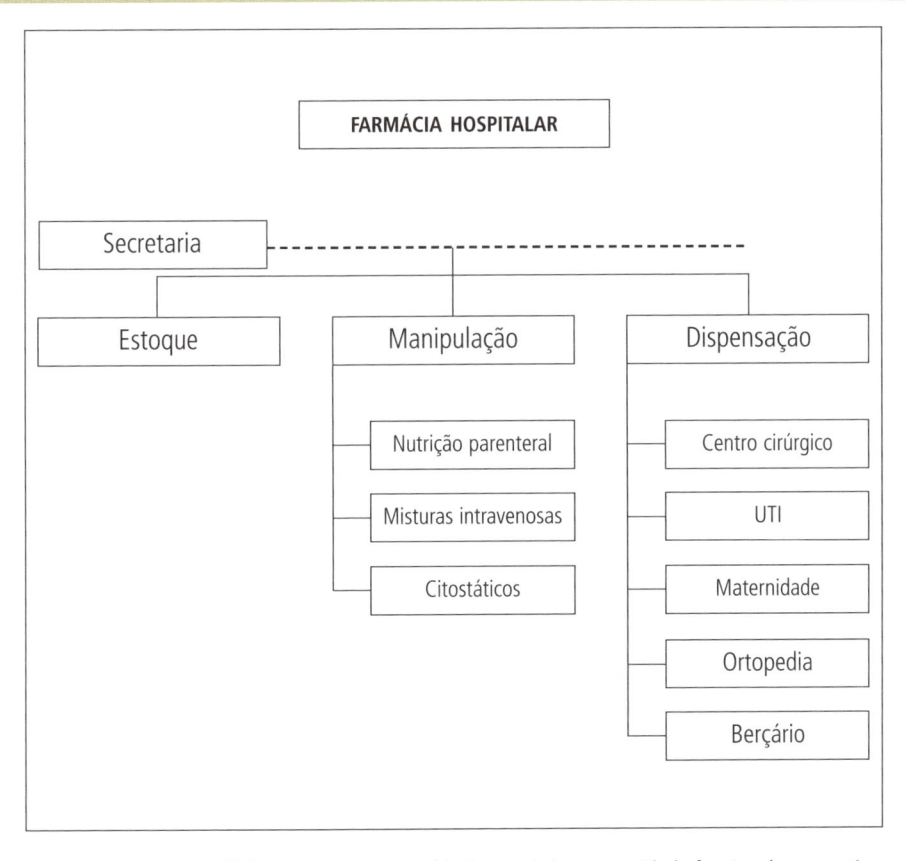

Neste organograma, a linha representa a autoridade – a cheia, a autoridade funcional; e a pontilhada, a assessoria. O retângulo representa uma unidade administrativa do hospital.

5. MEIOS DE ENTRADA DE PACIENTES NOS SISTEMAS DE SAÚDE

A entrada dos pacientes no hospital pode se dar pelo pronto-socorro (pronto atendimento), por cirurgias eletivas (previamente agendadas), pelo ambulatório ou por hospital-dia (quimioterapia, hemodiálise, radioterapia, imunoterapia).

PRONTO-SOCORRO

O paciente procura o pronto-socorro normalmente em situações emergenciais, em que não é possível aguardar o agendamento de uma consulta ambulatorial. Em geral, são realizadas consultas de emergência em clínica médica, pediatria e ortopedia, dependendo do perfil do serviço. O número de funcionários e a estrutura material variam conforme uma série de fatores, entre eles o perfil e o número de usuários.

No pronto-socorro, o médico, em geral, faz apenas prescrição para procedimentos e medicações de emergência (reposição hidreletrolítica, terapia antiespasmódica em casos de cólicas renais etc.). Podem também ser solicitados exames complementares de emergência quando necessários (exames laboratoriais, radiografia, tomografia).

Depois da avaliação médica, o paciente pode ser mantido em observação por algumas horas e, após esse período, receber alta ou ser encaminhado para internação hospitalar ou para a análise de um especialista.

Em termos de estrutura e assistência farmacêutica, o pronto-socorro de um hospital geral pode ter uma farmácia-satélite[1], de preferência localizada perto da farmácia central (a que contém o estoque principal dos medicamentos e materiais correlatos, a serem distribuídos às farmácias-satélites do hospital). A falta de medicamentos urgentes pode implicar o óbito do paciente, por isso a questão logística deve ser tratada com bastante seriedade.

Outro aspecto a ser considerado diz respeito ao faturamento nos hospitais privados, sobretudo quanto a problemas com convênios que não dão cobertura a custos de antibióticos, vitaminas ou analgésicos orais administrados em pronto-socorro, o que pode gerar prejuízos financeiros à instituição.

---

1. Ver conceito de *farmácia-satélite* no Capítulo 10.

AMBULATÓRIO

Uma segunda via de entrada nos hospitais são os ambulatórios, que realizam consultas médicas e pequenos procedimentos. Os pacientes são normalmente triados pela clínica médica e encaminhados, quando necessário, ao especialista. Os serviços médicos dividem-se em especialidades clínicas e especialidades cirúrgicas, como listado a seguir.

Serviços Médicos
- cardiologia;
- cirurgia plástica;
- dermatologia;
- endocrinologia;
- gastrenterologia;
- ginecologia e obstetrícia;
- imunologia (alergista);
- infectologia;
- nefrologia;
- neurologia;
- oftalmologia;
- oncologia;
- ortopedia;
- otorrinolaringologia;
- pediatria;
- pneumologia;
- proctologia;
- psiquiatria;
- reumatologia;
- urologia;
- vascular;
- anestesistas;
- intensivistas (UTI); e
- neonatologistas (berçaristas).

No ambulatório, podem ser realizadas pequenas intervenções cirúrgicas, e os pacientes podem estar em tratamento de moléstias crônicas ou agudas. Se julgar necessário, o médico solicita procedimentos diagnósticos complementares (radiografias, exames laboratoriais, teste ergométrico, ultrassonografia, testes de alergia).

Nos casos em que o médico entender pertinente, será agendada uma cirurgia, também chamada de eletiva. No ambulatório também se faz o acompanhamento pós-cirúrgico dos pacientes após a alta hospitalar.

Em condições normais, a demanda por medicamentos é alta após a consulta médica, o que justifica existir nessa estrutura uma farmácia para atendimento ambulatorial dos pacientes, com contratação e desenvolvimento de uma assistência farmacêutica apropriada a cada especialidade médica.

Pode-se afirmar que o ambulatório é um grande campo de atuação do farmacêutico, tanto na orientação de pacientes crônicos como na orientação pré-cirúrgica. O ambiente ambulatorial permite ao profissional o aprimoramento das noções de uso correto de medicamentos em geral e o acompanhamento de pacientes por meio de fichas farmacoterapêuticas, como veremos nos capítulos seguintes.

Normalmente um ambulatório conta com a seguinte estrutura organizacional: administrador-geral, diretor clínico, serviço de enfermagem, faturamento (nos serviços privados), farmácia, setor radiológico, setor ultrassonográfico, serviços gerais (recepção, segurança, limpeza etc.).

Uma das grandes dificuldades na administração dos ambulatórios é estabelecer o número de médicos por especialidade, bem como o de farmacêuticos, enfermeiros e demais profissionais.

Nos ambulatórios privados, a atividade médica está experimentando ampla tendência à terceirização de serviços, assim como de serviços farmacêuticos. O conceito moderno é contra grandes ambulatórios e em favor da descentralização de atendimento (atendimento próximo à residência do paciente), como ocorre com a maioria dos convênios médicos privados. Existe também uma tendência a se transformarem em policlínicas (centros de especialidades).

A maior demanda de consultas ocorre na clínica geral, com a procura do médico como amparo social e emocional.

SERVIÇOS HOSPITALARES ADMINISTRATIVOS

Para fins didáticos, podemos agrupar os diversos setores hospitalares em técnicos e administrativos, de acordo com sua atividade prioritária, embora muitos deles desempenhem funções relativas às duas grandes áreas.

De modo geral, o hospital conta com os serviços administrativos descritos a seguir.

Recursos Humanos

Tradicionalmente conhecido como departamento pessoal, o setor de recursos humanos é responsável por folha de pagamento, serviço de ponto (controle de frequência) e ficha disciplinar. Atualmente, engloba atribuições como recrutamento e seleção de pessoal, e análise de cargos e salários.

Centro de Processamento de Dados (CPD)/Informática

Esse departamento ganhou importância crescente desde a década de 1990, com a necessidade de aperfeiçoar sistemas, desenvolver programas, implantar e manter redes de microinformática. Esse serviço pode ser executado por empresa terceirizada ou pelo próprio hospital. A farmácia hospitalar atua em consonância com esse setor, o qual, por recursos tecnológicos, tem facilitado muitas funções farmacêuticas. Um exemplo é a implantação de código de barras nos medicamentos, que aprimorou tanto a identificação do produto como sua cobrança na conta dos pacientes.

Com as modernas técnicas de gestão empresarial, a informática vem revolucionando o modo de administrar as empresas, e nos hospitais não seria diferente. Com a introdução de programas (*softwares*) de gestão integrados (como o SAP R/3®), toda a administração financeira, a logística e o atendimento ao cliente passam a ser gerenciados por computador.

Departamento Financeiro

Esse departamento é responsável, entre outras atribuições, pelo controle financeiro do hospital, pela obtenção de recursos monetários para que o hospital desenvolva as atividades correntes e expanda a escala de operações, e pela avaliação da eficiência com a qual tais recursos são utilizados pelas diversas áreas do hospital.

Nesse departamento são analisados os registros e as informações contábeis, bem como as informações da administração sobre perspectivas financeiras futuras.

Nas modernas empresas, o departamento financeiro é subdividido em tesouraria e controladoria, sendo que a primeira se encarrega das atividades de caixa e bancos, contas a pagar e contas a receber, fluxo de caixa e relações bancárias; enquanto a segunda se responsabiliza pelas atividades de contabilidade geral e custos, pela elaboração de orçamentos e controle orçamentário, pela auditoria interna e pela preparação de relatórios financeiros internos.

Faturamento

O setor de faturamento hospitalar nas entidades privadas é responsável pelo processamento de todas as despesas executadas pelos pacientes, internos e ambulatoriais, e pela emissão de faturas para pacientes particulares e empresas de medicina de grupo.

Esse setor também realiza o faturamento dos procedimentos médicos, de enfermagem, hotelaria, medicamentos e correlatos, e do SADT (Serviço de Apoio ao Diagnóstico e Tratamento), representado principalmente pelas faturas de radiografias, laboratório de análises clínicas, anatomia patológica e banco de sangue.

Serviços Gerais

É o setor responsável pela execução de tarefas de apoio, como limpeza, recepção, segurança, manutenção, engenharia, lavanderia, transportes, comunicações, ascensorista. A maioria dessas atividades atualmente vem sendo executada por empresas prestadoras de serviços terceirizados, sendo que alguns hospitais mantêm apenas um comprador de serviços terceirizados, para gerenciar os contratos com as empresas.

Nesse setor, encontramos um dos maiores contingentes de funcionários, e também as menores remunerações, em razão da pequena necessidade de especialização dos serviços.

Serviços Especializados em Segurança e Medicina do Trabalho (SESMT)

Responsável pela segurança do trabalho, o SESMT conta em seus quadros com engenheiro de segurança no trabalho, técnicos de segurança, médico do trabalho e enfermeiro do trabalho. O setor é objeto de lei federal, que obriga sua implantação conforme o número de funcionários; também atua no acompanhamento da Comissão Interna de Prevenção de Acidentes do Trabalho (CIPA).

Departamento de Suprimentos

Responsável pelo suprimento de todo e qualquer material dentro do hospital, inclusive de medicamentos. Engloba as atividades de compra, planejamento, almoxarifado (estocagem) e distribuição dos materiais. Esse departamento pode ou não englobar o serviço de farmácia, dependendo da ótica da administração. Do ponto de vista administrativo, é recomendável a centralização da logística hospitalar.

Também chamado de gerência de materiais, trabalha com um dos maiores custos do hospital e tem participação ativa do farmacêutico em sua organização e em seu funcionamento.

Por sua grande importância na farmácia hospitalar, as atividades desse setor serão abordadas em detalhes em outros capítulos deste livro.

SERVIÇOS HOSPITALARES TÉCNICOS

Diretoria Clínica

Responsável pela administração técnica e funcional do corpo clínico do hospital, elabora normas e rotinas, contrata médicos, em conjunto com o departamento de recursos humanos, e tem participação gerencial em diversas comissões, como Farmácia e Terapêutica, Ética Médica, Comissão de Controle de Infecções Hospitalares (CCIH), Comissão de Controle de Dor.

O cargo de diretor clínico, exercido por um médico, pode ser designado pela diretoria do hospital ou ser eleito pelo corpo clínico, dependendo do estatuto interno e da regulamentação dos diversos conselhos regionais de medicina.

Serviços de Enfermagem

Encarregam-se do acompanhamento direto dos pacientes, sendo o principal órgão executor das prescrições médicas e da administração de medicamentos. Prestam cuidados gerais aos pacientes (pressão arterial, temperatura, diurese, glicemia, higiene), avaliando e registrando sua evolução diária.

Apresentam um dos maiores contingentes de funcionários do hospital. Em termos organizacionais, o serviço de enfermagem conta com enfermeiros supervisores e assistenciais, auxiliares de enfermagem e atendentes de enfermagem (não mais autorizados, por lei, a realizar administração de medicamentos e procedimentos).

Responsável pelo gerenciamento da central de materiais do hospital (também conhecida como central de esterilização), faz o controle dos instrumentais cirúrgicos e a esterilização de roupas e campos cirúrgicos, prepara compressas de gaze para o centro cirúrgico e para as unidades de internação, além de controlar, em conjunto com o serviço de farmácia, a qualidade dos processos de esterilização (métodos físicos e biológicos).

Em relação às atividades de gerenciamento do centro cirúrgico, o setor de enfermagem realiza agendamento de cirurgias em função da disponibilidade de salas cirúrgicas, apoio aos cirurgiões, supervisão de circulantes de salas (funcionários que anotam materiais e medicamentos utilizados em cada procedimento cirúrgico), preenchimento de taxas de sala (equipamentos utilizados, gases medicinais etc.) e organização da sala de recuperação pós-cirúrgica.

A equipe de enfermagem do hospital participa ativamente de grupos multidisciplinares, como equipes de curativos, de comissões (CCIH, Suporte Nutricional, Prontuário), da elaboração de projetos em conjunto com a farmácia, por exemplo, dose-unitária, farmácias-satélites, quimioterapia, nutrição parenteral. Participa também do faturamento hospitalar (convênios médicos cobrem custos das atividades de enfermagem, como curativos).

Serviços de Nutrição e Dietética (SND)

Tratam do preparo da alimentação dos pacientes. Para tanto, contam com uma cozinha dietética (responsável pela elaboração de cardápios específicos, como dietas hipossódicas, leves, hipercalóricas, pobres em carboidratos, ricas em fibras).

Em alguns hospitais, o setor também gerencia uma cozinha industrial (para atendimento dos pacientes em dietas regulares e dos funcionários do hospital), atividade em crescente processo de terceirização.

Em maternidades, também gerencia o setor de lactário, responsável pela dieta dos neonatos.

A equipe de nutricionistas do hospital também exerce a nutrição clínica (avaliação nutricional clínica dos pacientes), auxilia na prescrição de dietas enterais, quando solicitadas pelos médicos, participando ativamente da comissão de suporte nutricional.

Para o pleno desempenho de suas atividades, conta em seu quadro com nutricionistas, técnicos em nutrição, copeiras e lactaristas. Necessita de logística apropriada para distribuição das dietas e normalmente possui copas descentralizadas nas unidades de internação; quanto maior o número de leitos e mais verticalizada a estrutura, mais difícil fica a distribuição, sendo preciso buscar alternativas.

Serviços de Arquivamento Médico e Estatístico (SAME)

Responsáveis pelo arquivamento dos prontuários médicos e pelo fornecimento de estatísticas de interesse hospitalar.

Serviços de Assistência Social

Fornecem apoio aos pacientes carentes e aos seus familiares, opinando nos casos em que os pacientes não possuem condições financeiras de arcar com os custos hospitalares. Acompanham os pacientes, inclusive após a alta médica, atuando em conjunto com o serviço de farmácia na viabilização do tratamento medicamentoso dos pacientes sem condições financeiras.

Serviços Auxiliares de Diagnóstico e Tratamento (SADT)

Representados por serviços acessórios como radiologia (RX), laboratório de análises clínicas, banco de sangue, ultrassonografia, endoscopia e laboratório de anatomia patológica. Na maioria dos hospitais privados, tais serviços são terceirizados.

Serviços Diversos

Incluem os setores de odontologia, fonoaudiologia, psicologia, educação física, terapia ocupacional e fisioterapia.

Serviço de Farmácia

O Conselho Federal de Farmácia, pela Resolução nº 300, de 30 de janeiro de 1997, regulamenta o exercício profissional em farmácia de unidade hospitalar, clínica e casa de saúde, de natureza pública ou privada.

Para os efeitos dessa resolução, entende-se como *Farmácia de Unidade Hospitalar* a unidade clínica de assistência técnica e administrativa, dirigida por farmacêutico, integrada funcional e hierarquicamente às atividades hospitalares.

A farmácia hospitalar tem como principal função garantir a qualidade de assistência prestada ao paciente por meio do uso seguro e racional de medicamentos e correlatos, adequando sua aplicação *à saúde individual e coletiva*, nos planos assistencial, preventivo, docente e investigativo, devendo, para tanto, contar com farmacêuticos em número suficiente para o bom desempenho da assistência.

Nas atividades de assistência, é de competência da farmácia hospitalar:

1. Assumir a coordenação técnica nas discussões para seleção e aquisição de medicamentos, germicidas e correlatos, garantindo sua qualidade e a eficácia da terapia medicamentosa.

2. Cumprir normas e disposições gerais relativas a armazenamento, controle de estoque e distribuição de medicamentos, correlatos, germicidas e materiais médico-hospitalares.

3. Estabelecer um sistema eficiente e seguro de dispensação para pacientes ambulatoriais e internados, de acordo com as condições técnicas do hospital onde se efetive.

4. Dispor do setor de farmacotécnica, composto de unidades para:
   - manipulação de fórmulas magistrais e oficinais;
   - manipulação e controle de antineoplásicos;
   - preparo e diluição de germicidas;
   - reconstituição de medicamentos, preparo de misturas intravenosas e de nutrição parenteral;
   - fracionamento de doses;
   - análises e controles correspondentes;
   - produção de medicamentos;
   - outras atividades passíveis de serem realizadas segundo a constituição da farmácia hospitalar e as características do hospital.

5. Elaborar manuais técnicos e formulários próprios.

6. Manter membro permanente nas comissões de sua competência, em especial:
   - na comissão de farmácia e terapêutica ou de padronização de medicamentos;
   - na comissão de licitação ou parecer técnico;
   - na comissão de suporte nutricional.

7. Atuar na Central de Esterilização, para orientação de processos de desinfecção e esterilização de materiais, podendo mesmo ser responsável pelo setor.

8. Participar dos estudos de ensaios clínicos e do programa de farmacovigilância do hospital.

9. Exercer atividades formativas sobre materiais de sua competência, promovendo cursos e palestras e criando um Setor de Informações de Medicamentos, de acordo com as condições do hospital.

10. Estimular a implantação e o desenvolvimento da Farmácia Clínica.
11. Exercer atividades de pesquisa, desenvolvimento e tecnologia farmacêuticas, no preparo de medicamentos e germicidas.

Ao farmacêutico diretor-técnico, em particular, compete:

1. Cumprir e fazer cumprir a legislação atinente às atividades hospitalares e relativas à assistência farmacêutica.
2. Organizar, supervisionar e orientar tecnicamente todos os setores que compõem a farmácia hospitalar, assegurando-lhe as características básicas, bem como contribuindo para seu funcionamento em harmonia com o conjunto da unidade hospitalar.

É importante salientar que a presença e as funções de todos os setores apresentados neste capítulo podem apresentar variações de uma entidade hospitalar para outra, dependendo das características específicas. A rotina e a intercomunicação entre os diversos setores e a farmácia hospitalar serão amplamente discutidas nos capítulos subsequentes, bem como a estrutura do setor e o desenvolvimento profissional do farmacêutico, cujos perfis ético e técnico devem ser diferenciados, de modo que se garanta uma atuação de qualidade nos diversos setores hospitalares, por meio de equipe multidisciplinar.

ADMINISTRAÇÃO FARMACÊUTICA-HOSPITALAR

2

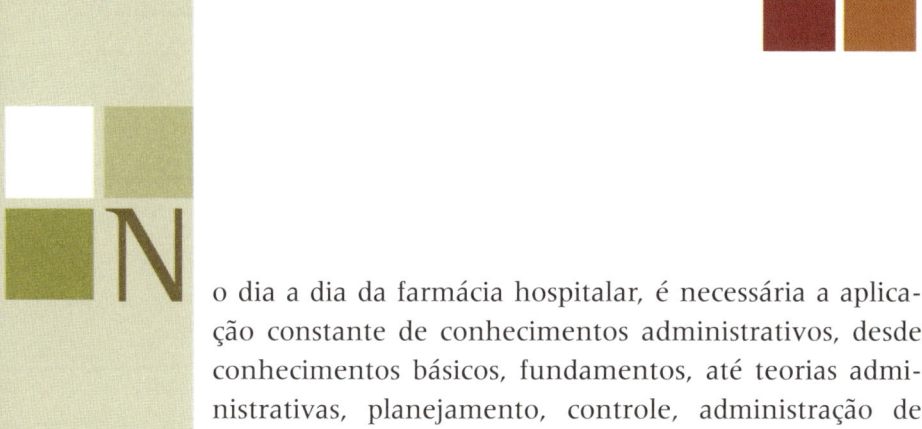

N o dia a dia da farmácia hospitalar, é necessária a aplicação constante de conhecimentos administrativos, desde conhecimentos básicos, fundamentos, até teorias administrativas, planejamento, controle, administração de recursos humanos, desenvolvimento e gerenciamento de projetos.

Os diversos sistemas de saúde vêm buscando um perfil mais gerencial nos farmacêuticos contratados, embora a grande maioria dos profissionais, por uma questão cultural e curricular do curso de graduação em farmácia, não apresente tal característica. Apesar de todo o lado técnico das atividades desenvolvidas pelo farmacêutico, seu crescimento e sua evolução profissionais dependem, atualmente, de uma ampla visão administrativa e empresarial.

O farmacêutico admitido em um hospital deve fazer um planejamento para galgar posições gerenciais dentro da estrutura, talvez assumindo a gerência da farmácia hospitalar, a gerência de materiais ou um cargo de diretoria e, até mesmo, de empresário.

A tarefa do administrador[2] é interpretar os objetivos propostos pela empresa e transformá-los em ação empresarial por meio de *planejamento*, *organização*, *direção* e *con-*

2. *Administrador*: palavra latina que significa "aquele que realiza uma função sob o comando de outra", "aquele que presta serviço a outro".

trole dos esforços realizados em todas as áreas e em todos os níveis da empresa, a fim de atingir tais objetivos.

Neste contexto, é de fundamental importância que o farmacêutico conheça todos os aspectos da moderna administração de empresas, que incluem o lado histórico com as diversas ênfases surgidas durante o século XX, as ferramentas administrativas úteis no dia a dia, como a administração de recursos humanos e financeiros, a administração contábil e de custos, e a mais importante e que será abordada em um capítulo próprio, que é a administração de materiais e logística.

1. AS DIFERENTES ABORDAGENS DA TEORIA DA ADMINISTRAÇÃO

A administração de empresas passou por significativas mudanças nos últimos cem anos. A Teoria da Administração (TA) nasceu da necessidade de engenheiros norte-americanos de racionalizar e metodizar as tarefas do operário e de melhorar a eficiência do processo produtivo.

Rapidamente se verificou que apenas a eficiência dos operários e de suas máquinas e linhas de montagem não resolvia todos os múltiplos e complexos problemas da empresa. Tornou-se necessário um estudo mais amplo da estrutura organizacional da empresa em termos globais; assim, a ênfase sobre as tarefas foi deslocada para a estrutura organizacional.

Com o tempo, as duas abordagens revelaram-se mecanicistas e rígidas, além de parciais, por preocuparem-se apenas com os aspectos formais da empresa. Voltaram a ênfase, então, para as pessoas, com o objetivo de humanizar e democratizar as práticas administrativas da época; essa tendência, todavia, caiu em descrédito, pelo exagero e parcialismo iniciais.

Com a incorporação da Teoria dos Sistemas à Teoria da Administração, surge a ênfase ao ambiente, passando-se a analisar as empresas como sistemas abertos em contínuo intercâmbio com o ambiente em que se inserem. A ênfase foi deslocada, então, para a tecnologia, como determinante da estrutura e do comportamento organizacional das empresas.

ÊNFASE ÀS TAREFAS

É a abordagem típica da Escola de Administração Científica, iniciada no começo do século XX pelo engenheiro norte-americano Frederick W. Taylor (1856-1915), considerado o fundador da moderna Teoria da Administração.

A administração de tarefas assentava-se na organização racional do trabalho do operário e procurava localizar o método (*the best way*) pelo qual o operário apresentaria maior eficiência.

ÊNFASE À ESTRUTURA ORGANIZACIONAL

A primeira abordagem nesse sentido, a Teoria Clássica, nasceu com Henry Fayol (1841-1925), engenheiro francês que inaugurou a linha de análise anatômica e estrutural da empresa, substituindo a linha analítica e concreta de Taylor por uma abordagem sintética e universal.

Fayol preocupava-se igualmente com as funções principais da empresa:

1. *Funções Técnicas*: relacionadas com a produção de bens ou de serviços da empresa.
2. *Funções Comerciais*: relacionadas com compra, venda e permutação.
3. *Funções Financeiras*: relacionadas com procura e gerência de capitais.
4. *Funções de Segurança*: relacionadas com a preservação dos bens e das pessoas.

5. *Funções Contábeis*: relacionadas com inventários, registros, custos e estatísticas.
6. *Funções Administrativas*: relacionadas com a integração de cúpula das outras cinco funções; as funções administrativas coordenam e sincronizam as demais funções da empresa, pairando sempre acima delas.

Para Fayol existe uma proporcionalidade da função administrativa, isto é, dissemina-se por todos os graus de hierarquia da empresa, não é privativa da alta cúpula. Conforme se desce na escala hierárquica, mais aumenta a proporção das outras funções e, à medida que se sobe, mais aumenta a extensão e o volume das funções administrativas.

As funções administrativas englobam os elementos da administração, isto é, as funções do administrador, chamadas de *processo administrativo*, a saber:

1. *Prever*: visualizar o futuro e traçar o programa de ação.
2. *Organizar*: constituir o organismo material e social da empresa.
3. *Comandar*: dirigir e orientar o pessoal.
4. *Coordenar*: ligar, unir e harmonizar todos os atos e esforços coletivos.
5. *Controlar*: garantir que tudo ocorra de acordo com as regras estabelecidas e as ordens dadas.

A segunda abordagem com base na estrutura organizacional nasceu com Max Weber (1864-1920), sociólogo alemão considerado o fundador da Teoria da Burocracia. Tem como princípios:

1. *Formalização*: todas as atividades da organização são definidas por escrito (rotinas e procedimentos), e a organização opera de acordo com um conjunto de leis ou regras (estatutos, regimento interno, regras e regulamentos).

2. *Divisão do Trabalho*: cada participante tem um cargo ou uma posição definidos segundo a esfera específica de sua competência.

3. *Hierarquia*: cada função está sob o controle e a supervisão de uma mais alta, assegurando unidade de controle; cada funcionário tem apenas um único chefe; daí o formato piramidal da burocracia.

4. *Impessoalidade*: a burocracia enfatiza os cargos, e não as pessoas que os ocupam, pois estas entram e saem da organização, mas os cargos permanecem, para garantir sua continuidade e perpetuação.

5. *Competência Técnica*: a seleção dos participantes da organização fundamenta-se na competência técnica e na qualificação profissional, e não em preferências de ordem pessoal.

6. *Separação entre Propriedade e Administração*: a administração está separada da propriedade dos meios de produção, pois o dirigente ou burocrata não é necessariamente o proprietário da empresa, mas um profissional especializado em administração.

7. *Profissionalização do Funcionário*: os funcionários da empresa são profissionais e especialistas naquela divisão do trabalho; são remunerados de acordo com sua função ou posição hierárquica.

ÊNFASE ÀS PESSOAS

Os precursores dessa linha foram Elton Mayo (1880-1949) e Kurt Lewin (1890-1947), fundadores da Escola das Relações Humanas. Trata-se da abordagem mais democrática e liberalizante ocorrida na Teoria da Administração.

Surgindo como teoria de aberta oposição a Taylor e Fayol, substituiu os conceitos de organização formal, autoridade e responsabilidade, hierarquia, unidade de comando, estudos de tempos e movimentos, eficiência, organização em departamentos, princípios gerais da administração etc. por conceitos como organização informal, motivação e necessidades humanas básicas, dinâmica de grupo, comunicação e liderança.

Um dos principais objetivos do movimento humanista foi reduzir o excessivo controle hierárquico e encorajar a espontaneidade dos trabalhadores.

A segunda abordagem humanista, a Escola do Comportamento Organizacional, surgiu em 1947 com o livro *O Comportamento Administrativo*, de Herbert A. Simon, que valoriza a decisão (Teoria das Decisões) como elemento muito mais importante que a execução que a sucede. Essa abordagem mantém a tradição humanista de relegar a segundo plano os aspectos estruturais para priorizar os aspectos comportamentais. Compara estilos de administração capazes de potencializar as motivações individuais dos empregados e de reduzir os conflitos entre interesses da empresa e interesses dos empregados.

A terceira abordagem humanista denomina-se Desenvolvimento Organizacional (DO) e é voltada para estratégias de mudança organizacional, planejada por modelos de diagnóstico, intervenção e mudanças, que envolvem modificações estruturais e comportamentais para aumentar a eficiência e a eficácia das empresas. Esse movimento incorpora a Teoria dos Sistemas.

ÊNFASE AO AMBIENTE

Sob a influência da Teoria dos Sistemas, concluiu-se que apenas o estudo das variáveis intraorganizacionais (variáveis endógenas) não proporcionava uma compreensão ampla da estrutura e do comportamento da organização. Tornava-se necessário o estudo das variáveis exógenas, situadas fora dos limites da empresa.

ÊNFASE À TECNOLOGIA

A tecnologia auxilia as empresas a atingirem seus objetivos, e acaba modificando o formato e a estrutura organizacional e seu funcionamento.

O ESTADO ATUAL DA TEORIA ADMINISTRATIVA

Com a evolução e o aparecimento de diversas teorias, verificamos que elas possuem um efeito cumulativo e abrangente. De certo modo, todas as teorias são aplicáveis às situações atuais. Hoje em dia, a Teoria Administrativa estuda a administração de empresas e os demais tipos de organização do ponto de vista da interação e interdependência entre as cinco variáveis principais: tarefa, estrutura, pessoas, ambiente e tecnologia.

2. O HOSPITAL COMO EMPRESA E SUA COMPLEXIDADE

Do ponto de vista administrativo, o hospital pode ser considerado uma empresa, ou seja, uma organização social em que ocorre a produção de bens ou de serviços.

CLASSIFICAÇÃO DAS EMPRESAS

As empresas podem ser classificadas em função de diversos critérios, como exposto a seguir.

Tamanho

- Pequena.
- Média.
- Grande.

Tipo de Atividade

- Produção de bens.
- Prestação de serviços.

Forma de Propriedade

- Pública.
- Privada.

Concentração/Dispersão de Atividades

Tipo de Controle

- Coercitiva.
- Utilitária.
- Normativa.

As empresas perseguem uma multiplicidade de objetivos e utilizam recursos físicos ou materiais, financeiros, humanos, mercadológicos e administrativos, que são gerenciados por diferentes áreas de especialidade da empresa, respectivamente: administração de operações, administração financeira, administração de recursos humanos, administração mercadológica e administração geral.

A empresa pode ser desdobrada em três níveis de atuação:

- *Nível Institucional*: o mais alto da empresa; atua como um sistema aberto, caracterizado pela racionalidade empresarial.
- *Nível Intermediário (Gerencial)*: elo de ligação entre o institucional – traduzindo sua política – e o operacional.
- *Nível Operacional*: o mais baixo da empresa; atua como um sistema fechado, e é caracterizado pela racionalidade técnica.

3. O AMBIENTE EMPRESARIAL DOS HOSPITAIS

O ambiente representa o contexto, isto é, o meio no qual os hospitais existem e operam. O *macroambiente,* ou ambiente geral, é o complexo de condições e fatores externos que envolvem e influenciam todas as empresas em conjunto (variáveis tecnológicas, políticas, econômicas, legais, sociais, demográficas e ecológicas).

O *ambiente de tarefa* é o meio específico que cada empresa toma para si; é o meio mais imediato e relevante, englobando os consumidores e usuários, fornecedores de recursos, concorrentes quanto a consumidores e fornecedores.

Além dos recursos que oferece, o ambiente impõe restrições, coações, problemas, ameaças e oportunidades às empresas. Pode ser plácido (estático e previsível) ou turbulento (dinâmico e incerto), levando as empresas a se preocuparem com a análise ambiental para mapear seu ambiente de tarefa.

A teoria das contingências preconiza que não existe uma única maneira de estruturar e organizar as empresas, pois tudo depende da situação ambiental. Genericamente, é possível dividir as organizações em:

- *Mecanicistas (Burocratizadas)*: mais adaptadas a um ambiente estável.
- *Orgânicas (Adiocráticas)*: mais adequadas a um ambiente instável.

A TECNOLOGIA E SUA ADMINISTRAÇÃO

Toda empresa utiliza alguma forma de tecnologia para fabricar seus produtos ou prestar seus serviços.

A tecnologia é conceituada como o conhecimento do modo de realização do processo para alcançar objetivos humanos, podendo incorporar, ou não, equipamentos, máquinas e produtos específicos. O desenho da estrutura organizacional da empresa é profundamente afetado pela tecnologia adotada.

Existe uma forte correlação entre a estrutura organizacional e o sucesso empresarial, em função da tecnologia adotada pela empresa. Do ponto de vista do modo de produção, a tecnologia pode ser classificada em: produção unitária, ou oficina; produção em massa, ou mecanizada;

e produção em processo, ou automatizada. Cada tipo de tecnologia provoca profundas influências, não só na estrutura e no comportamento da empresa, mas também em seu próprio estilo de administração.

4. A ESTRATÉGIA EMPRESARIAL

Denomina-se *estratégia empresarial* o conjunto de objetivos e de políticas principais capazes de orientar o comportamento global da empresa, a longo prazo, em relação ao ambiente externo.

Os objetivos organizacionais gerais que norteiam a existência de qualquer empresa são os seguintes:

- servir o cliente;
- produzir ou distribuir produtos/serviços;
- promover o retorno sobre o investimento;
- sobreviver;
- crescer;
- inovar.

Enquanto a estratégia especifica *o que fazer*, o planejamento estratégico especifica *como fazer.*

O *planejamento estratégico* é elaborado a partir de três atividades básicas:

- análise ambiental;
- análise empresarial;
- formulação de estratégias capazes de compatibilizar as condições internas da empresa às condições externas, ao ambiente externo.

A estratégia empresarial – tarefa do nível institucional da empresa – busca conseguir uma vantagem competitiva da empresa por meio de seus pontos fortes.

PLANEJAMENTO NO NÍVEL INSTITUCIONAL

O planejamento realizado no plano institucional da empresa apresenta três características principais:

- é projetado para longo prazo;
- volta-se para as relações entre a empresa e o ambiente de tarefa;
- tem caráter genérico.

Esse planejamento exige a participação integrada dos demais níveis da empresa e envolve cinco etapas:

1. determinação dos objetivos empresariais;
2. análise ambiental;
3. análise interna da organização e de seus recursos;
4. geração, avaliação e seleção de alternativas estratégicas;
5. implementação da estratégia escolhida por meio de planos táticos e planos operacionais.

PLANEJAMENTO NO NÍVEL INTERMEDIÁRIO

Também denominado planejamento tático, representa a ligação entre o planejamento estratégico e os planos operacionais. Suas principais características são:

- é projetado para o futuro próximo ou para atividades atuais da empresa no plano de departamentos;
- visa à alocação dos recursos necessários ao cumprimento dos planos estratégicos;
- aborda uma área específica da empresa (departamento ou divisão da empresa).

O planejamento tático apresenta resultado imediato: o plano. Um plano descreve um curso de ação, proporcionando respostas como: *o que, quando, como, onde* e *quais as consequências*.

O processo de tomada de decisão envolve:

- diagnóstico do problema;
- procura de soluções alternativas;
- análise e comparação das alternativas;
- escolha da melhor alternativa.

PLANEJAMENTO NO NÍVEL OPERACIONAL

Conhecido como planejamento operacional, possui as seguintes características:

- tem caráter imediatista;
- abrange um local estritamente;
- detalha tarefas e operações.

São tipos de plano operacional:

- planos relacionados com métodos – denominados *procedimentos* e representados por fluxogramas e listas de verificação;
- planos relacionados com dinheiro, recursos financeiros – chamados *orçamentos* e representados por fluxo de caixa, orçamentos de encargos sociais, manutenção, despesas com materiais etc.;
- planos relacionados com o tempo – denominados *programas, programações* ou *cronogramas*;
- planos relacionados com comportamentos – denominados *regulamentos*.

DIREÇÃO DA AÇÃO EMPRESARIAL

Direção é a função administrativa que se refere às relações pessoais entre administradores e subordinados. Complementa o planejamento e a organização, garantindo-lhes a eficácia e orientando as pessoas pela comunicação, habilidade de liderança e motivação.

Envolve a execução de planos e o alcance dos objetivos, e distribui-se por todos os níveis da empresa:

institucional $\Rightarrow$ *direção;*

intermediário $\Rightarrow$ *gerência;*

operacional $\Rightarrow$ *supervisão.*

DIREÇÃO NO NÍVEL INSTITUCIONAL (DIREÇÃO)

Responsável pela condução e orientação da ação empresarial por meio da dinamização das atividades realizadas em todas as áreas e níveis da empresa.

É uma função voltada para o desempenho das pessoas, existindo em dois estilos básicos:

- *Teoria X*: concepções antigas a respeito do comportamento humano.
- *Teoria Y*: descentralização de decisões e delegação de responsabilidades, ampliação de cargos, administração consultiva e autoavaliação de desempenho.

A direção depende do sistema de administração adotado pela empresa, que varia de acordo com quatro sistemas de referência:

- sistema autoritário-coercitivo;
- sistema autoritário-benevolente;
- sistema consultivo;
- sistema participativo.

DIREÇÃO NO NÍVEL INTERMEDIÁRIO (GERÊNCIA)

Dirige o comportamento das pessoas para o alcance dos objetivos empresariais. Atividade voltada para as pessoas, fundamenta-se na motivação, na liderança e na comunicação.

O estado motivacional da empresa reflete o clima organizacional, enquanto a liderança pode ser definida como a influência interpessoal exercida em uma situação e dirigida, por meio do processo de comunicação humana, para o alcance de certos objetivos.

A liderança pode ser explicada pelos traços de personalidade do líder ou pelo estilo (autoritário, liberal, democrático).

Comunicação é o processo de transmitir informação e compreensão às pessoas. A comunicação pode ser:

- informal ou formal;
- oral ou escrita;
- descendente, ascendente ou lateral.

DIREÇÃO NO NÍVEL OPERACIONAL (SUPERVISÃO)

Constitui-se na direção imediata da atividade dos subordinados (assistência à execução). Cabe à direção operacional dirigir o corpo não-administrativo da empresa. Dependendo da empresa, os supervisores são denominados supervisor de seção, encarregado de turma, chefe de setor, mestre.

Existem supervisores na área de recursos humanos, financeira, mercadológica, produtiva etc.

São características da supervisão:

- dependência de perícia técnica (habilidade humana e técnica);
- comunicação em duas linguagens (administrativa e não-administrativa);
- crise pessoal de identidade (não são executores e também não são facilmente aceitos pelos administradores dos outros níveis da empresa);
- autoridade restrita;
- representação da administração para o pessoal não-administrativo.

São funções específicas do supervisor:

- adquirir e transmitir informação;
- aclimatar novos empregados, recém-admitidos ou transferidos ao seu setor;
- alocar e programar o trabalho cotidiano, assegurando total utilização de cada subordinado;
- explicar aos subordinados *o que*, *como* e *quando* fazer;
- cuidar para que o comportamento e o desempenho dos empregados sejam dirigidos para o alcance dos objetivos do setor.

As habilidades e os recursos desejáveis em um supervisor são:

- perícia e competência técnica;
- habilidade na condução de pessoas;
- espírito de equipe e habilidade para desenvolver trabalho em equipe entre os subordinados;
- capacidade de transmissão de ordens aos subordinados (habilidades humanas e técnicas);
- habilidade para entrevistar os subordinados, a fim de avaliar seu desempenho, oferecer críticas construtivas, ouvir com atenção o que dizem e inspirar confiança;
- manutenção da disciplina entre os subordinados, exercendo autoridade de maneira segura e respeitosa;
- habilidade em lidar com queixas e insatisfação dos subordinados (lidando com a situação de trabalho como um todo).

5. ADMINISTRAÇÃO DE RECURSOS HUMANOS

A administração de recursos humanos na farmácia hospitalar segue os mesmos preceitos de outros segmentos de prestação de serviços. A correta utilização desses conhecimentos permite ao farmacêutico desenvolver melhor seu perfil administrativo, tornando suas ações mais eficientes e coordenando melhor a equipe a ele subordinada.

Antes de detalhar as peculiaridades da administração de recursos humanos na farmácia hospitalar, é importante definir alguns conceitos desse segmento da administração.

O CONCEITO DA EMPRESA SOB A ÓTICA DE RECURSOS HUMANOS

Conceito Tradicional (Organização Mecanicista): É no local de trabalho que as pessoas passam a maior parte de sua vida. O ambiente que ali vivenciam é de fundamental importância para a definição de seu comportamento e de seus objetivos. No processo de industrialização brasileiro, a estrutura organizacional passou por duas fases: a especialização horizontal (departamentalização) e a especialização vertical (hierarquização).

Nesses sistemas, adequados a ambientes estáveis e previsíveis, a estrutura assemelha-se a uma pirâmide, em cujo topo encontramos a centralização das decisões, sustentada por uma base de execução de tarefas, levada a efeito por pessoas e máquinas. Esses sistemas refletem a postura rígida, centralizadora e hierárquica das organizações militares, que constituíam o padrão de referência do início da industrialização.

O pensamento – as chamadas "tomadas de decisão" – é totalmente isolado da ação, ou seja, espera-se que as pessoas trabalhem, e não que pensem.

Conceito Moderno (Organização Orgânica): No conceito atual, a estrutura organizacional é flexível e adaptável a mudanças e inovações. Sem limites precisos entre órgãos e funções, os cargos são continuamente modificados e redefinidos, prevalecendo a descentralização das decisões para níveis organizacionais mais baixos (próximos da execução). A hierarquia é permeável: a competência individual define a autoridade de cada funcionário. O comando do supervisor é extenso e amplo, tendo cada supervisor um número maior de subordinados, com predomínio da interação lateral e horizontal sobre a vertical, e maior ênfase nos princípios do bom relacionamento humano.

Uma das tendências modernas em administração de recursos humanos é o achatamento da estrutura piramidal, em confronto com o clássico modelo hierarquizado. Nos Estados Unidos, estima-se que, nos próximos dez anos, ocorra uma redução de 40% nos níveis gerenciais.

Os sistemas de achatamento apresentam as seguintes vantagens:

- melhora no sistema de comunicações (comunicações orais e diretas, em lugar das escritas e burocratizadas);
- dinamização das decisões;
- redução de custos (cortes em cargos, utilização de papel e tempo de informações);
- definição clara de objetivos e responsabilidades;
- substituição da burocratização pela atuação dinâmica;
- estímulo ao espírito inovador.

Do ponto de vista dos funcionários, as vantagens são:

- novos desafios e maior dinamismo;
- maior realização pessoal;
- dinamização do desenvolvimento da carreira;
- ganho de *status*;
- repasse da economia gerada pelo sistema para os salários.

Os sistemas de administração de recursos humanos dependem de quatro variáveis organizacionais:

1. *processo deliberativo*: quem e como se tomam as decisões;

2. *sistemas de comunicação*: vertical e descendente, vertical e de via dupla, e horizontal;

3. *relacionamento interpessoal*: como as pessoas se relacionam e com que grau de liberdade;

4. *sistemas de recompensas e punições*: como a empresa motiva os funcionários.

O CLIMA ORGANIZACIONAL

Pode-se definir *clima organizacional* como o meio interno de uma organização, a atmosfera psicológica e as características de cada empresa que influenciam a motivação, o desempenho humano e a satisfação no trabalho.

O papel do gerente é decisivo no clima organizacional. Na tendência orgânica atual, espera-se que a atuação da gerência promova estímulo e motivação contínuos aos funcionários, além de propiciar a valorização humana no ambiente profissional.

Administração Participativa

A participação ativa dos membros de uma organização exige:

- envolvimento emocional e mental;
- motivação para contribuir;
- aceitação de responsabilidades.

São bases da administração participativa:

- visão do negócio (clareza quanto às pretensões e à missão da empresa);
- trabalho em equipe;
- definição dos cargos;
- informação operacional (sobre como estão caminhando as operações e qual o grau de contribuição de cada um);
- sistema de recompensas (produtividade).

Os pré-requisitos para o sucesso da administração participativa devem ser assegurados pela gerência, e podem ser definidos como:

- equipe adequada;
- benefício maior que o custo de participação;
- objetivos e interesses individuais submetidos aos coletivos;
- aproveitamento das habilidades de cada indivíduo em tarefas adequadas;
- capacidade de comunicação em grupo;
- eliminação de sentimentos negativos, como medo ou ressentimentos;
- ampla liberdade de trabalho.

As principais causas do insucesso da implantação de uma administração participativa são:

- desprezo pela cultura da empresa;
- precipitação na implantação do processo;
- participação incompleta (aumento de responsabilidade sem delegação de autoridade);
- ausência de compromisso por parte da empresa.

O GERENCIAMENTO DE PESSOAS

Entende-se como *gerenciamento de pessoas* a maneira pela qual os funcionários são administrados dentro da empresa. Normalmente os gerentes adotam diretrizes e práticas administrativas estabelecidas pelos especialistas em recursos humanos. O presidente da empresa reparte com cada gerente a tarefa de lidar com os funcionários da empresa.

São aspectos pertinentes ao gerenciamento de pessoas:

- seleção da equipe de trabalho;
- delineamento do trabalho a ser executado;

- treinamento da equipe;
- liderança da equipe;
- motivação;
- avaliação do desempenho;
- remuneração e compensação pelos resultados.

Seleção da Equipe de Trabalho

A seleção da equipe é responsabilidade intransferível do gerente do serviço de farmácia; não deve, portanto, ser delegada a nenhum especialista. Podemos dividir essa tarefa nas etapas descritas a seguir.

Recrutamento

O recrutamento é a ação convidativa e aliciadora para atrair profissionais e estimulá-los a ingressar na organização. Inicia-se com a requisição de empregado (ordem de serviço que o gerente encaminha ao setor de recrutamento).

O processo pode ser encaminhado por via interna ou externa. Na busca interna, procura-se o profissional deseja-do dentro do hospital. Caso não se consiga o preenchimen-to do cargo por essa via, parte-se para a busca no mercado de trabalho. Muitas empresas utilizam esta metodologia por entender que ela prestigia seus colaboradores.

São técnicas usuais de recrutamento de funcionários:

- consulta aos arquivos ou ao banco de currículos;
- apresentação de candidatos por indicação de funcioná-rios;
- informação em quadro de avisos na portaria;
- contatos com escolas e universidades;
- anúncios em jornais e revistas;
- agência de recrutamento ou empresa de consultoria.

Triagem

A triagem ocorre após o recrutamento e antes da sele-ção. É também chamada de pré-seleção e visa à redução ao mínimo do número de candidatos, o que permite afunilar o processo seletivo e assegurar o mínimo de qualificações no recrutamento.

São métodos usuais de triagem:

- questionário preliminar;
- entrevista de triagem;
- testes técnicos específicos a cada área de atuação.

Seleção

A seleção se dá por um processo comparativo e restritivo. Para isso, recorre-se a técnicas como:

- entrevista preliminar (triagem);
- entrevista técnica (conhecimentos e experiência profissional);
- testes (de aptidões e de personalidade);
- técnicas de simulação (sociodrama).

Identificação das Características Pessoais

Normalmente é o gerente que define as características desejadas, estabelecendo as aptidões necessárias ao cargo (por exemplo: iniciativa, liderança, facilidade de comunicação).

Integração (Sociabilização Organizacional)

O principal objetivo da fase de integração é fazer o novo funcionário aprender e incorporar valores, normas e padrões de comportamento que a organização considera imprescindíveis e relevantes, como:

- objetivos básicos da organização;
- meios para atingir os objetivos;
- responsabilidades básicas;
- padrões de comportamento;
- princípios que mantêm a identidade da organização.

Ambiente de Trabalho Durante a Integração

Durante o processo de integração, o conteúdo das tarefas é muito importante: a tarefa inicial deve ser desafiadora e capaz de proporcionar sucesso.

O supervisor deve transmitir uma descrição clara da tarefa, suprir o funcionário de informações técnicas e proporcionar *feedback* sobre a qualidade de seu desempenho. O grupo de trabalho deve proporcionar aceitação, devendo o gerente ou o supervisor escolher os melhores funcionários para provocar impacto positivo no novo funcionário.

Nessa etapa, a normatização escrita e documentada das rotinas a serem desempenhadas é de extrema importância para a avaliação e melhor atuação do funcionário.

Desenho do Cargo

Constitui a especificação do conteúdo, dos métodos de trabalho e das relações com os demais cargos, no sentido de atender aos objetivos da empresa.

Muitas empresas têm adotado o conceito de desenho de cargos estabelecido na Suécia em 1970, pela empresa Volvo, que se fundamenta em cinco dimensões:

- variedade de habilidades;
- identidade com as tarefas;
- significado das tarefas;
- autonomia;
- retroação.

O desenho de cargos assegura que o funcionário:

- aplique várias de suas habilidades e sua competência à execução de tarefas;
- sinta-se responsável pelo sucesso ou fracasso das tarefas;
- realize algo significativo, que tenha razão de ser;

- desenvolva autonomia, independência e capacidade de decisão;
- descubra a dimensão do próprio desempenho.

Descrição e Análise de Cargos

A descrição é o levantamento escrito dos aspectos mais significativos do cargo e dos deveres e responsabilidades individuais, ao passo que a análise estuda e determina os requisitos qualitativos dos cargos após sua descrição – requisitos chamados *fatores de especificação*.

Fatores de Especificação

1. *Requisitos Mentais*
- grau de instrução ou escolaridade;
- experiência anterior;
- tempo de adaptação;
- iniciativa.

2. *Requisitos Físicos*
- esforço físico;
- concentração mental;
- destrezas.

3. *Responsabilidades*
- por pessoas;
- por material ou equipamento;
- com dinheiro e documentos;
- com os contatos pessoais internos e externos;
- informações confidenciais.

4. *Condições de Trabalho*
- ambiente;
- riscos envolvidos.

Treinamento ou Educação Continuada

O gerente desempenha papel fundamental no processo de preparo da equipe. Cabe a ele proporcionar um sistema de comunicação eficiente entre os funcionários, fortalecer seu desempenho, promover a harmonia do grupo e fornecer treinamento e desenvolvimento do pessoal.

Desenvolvimento e Treinamento

Entende-se *desenvolvimento* como a capacidade de aprender novas habilidades, de obter novos conhecimentos e de modificar atitudes e comportamentos. O *treinamento* pode ser definido como o ato intencional de fornecer os meios para a aprendizagem, e esta como a mudança no comportamento decorrente de novos conhecimentos, novas habilidades, novas atitudes e novos conceitos.

O processo de treinamento passa pelas seguintes etapas:

- diagnóstico;
- estratégia;
- implementação;
- avaliação e controle.

Eficiência e Eficácia

Em recursos humanos, podemos definir *eficiência* como a utilização de métodos, rotinas e procedimentos adequados, e *eficácia* como o alcance dos objetivos propostos.

Fatores de Êxito no Desenvolvimento da Equipe de Trabalho

- objetivos claros e definidos;
- equipe de caráter multiprofissional;
- implicação simultânea e de jornada integral;
- colocalização (localização única, salas isoladas, paredes e divisórias inibem a comunicação);
- comunicação (reuniões diárias, circulação de informações escritas, consenso de ideias);

- evitar o compartilhamento de recursos;
- envolvimento de pessoas externas à equipe.

Liderança

Define-se *liderança* como a influência interpessoal exercida em dada situação e dirigida, por meio do processo de comunicação humana, para a consecução de um ou mais objetivos específicos. Temos vários graus de influência:

- coação (forçar, constranger);
- persuasão (induzir, argumentar, convencer);
- sugestão (apresentar, propor);
- emulação (convencer pelo exemplo próprio).

Funções de um Líder Eficaz

1. Constituir sua própria equipe.
2. Treinar e desenvolver continuamente a equipe.
3. Analisar e planejar o trabalho de acordo com as capacidades individuais.
4. Traçar e rever constantemente os objetivos.
5. Motivar as pessoas de seu grupo (por meio de tarefa, clima organizacional e elevação da autoestima).
6. Monitorar e avaliar o desempenho.
7. Recompensar o grupo.

Motivação

O esforço e a tenacidade exercidos pelo indivíduo na consecução de uma tarefa ou na busca de concretização de um objetivo são resultado da sua motivação. No interior de todo indivíduo há determinado grau e natureza de motivação, que se dinamiza pelas necessidades humanas, podendo a hierarquia de tais necessidades ser listadas em ordem de importância como autorrealização, estima, necessidades sociais, segurança e necessidades fisiológicas. Os líderes têm de criar formas de motivar a equipe, além de descobrir as motivações de cada indivíduo.

Avaliação da Equipe

A avaliação é uma etapa fundamental no processo administrativo de recursos humanos, já que permite confirmar se os objetivos estabelecidos para cada funcionário foram atingidos. Quando um funcionário não alcança as metas que lhe foram propostas, a avaliação criteriosa possibilita o estudo de medidas que beneficiem e estimulem seu desempenho e possam ser tomadas como modelo em situações similares.

3

ADMINISTRAÇÃO DE RECURSOS MATERIAIS

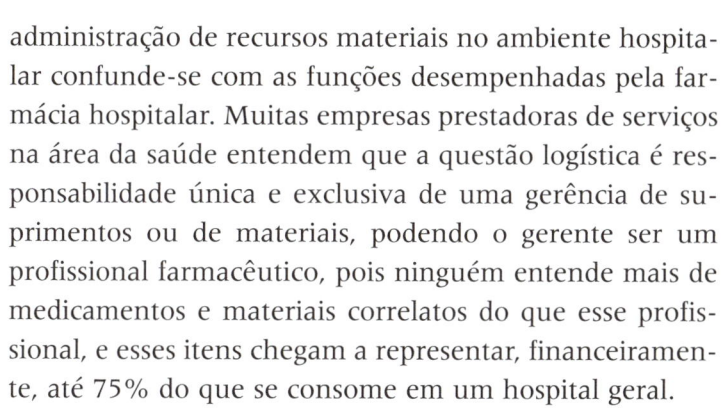

A administração de recursos materiais no ambiente hospitalar confunde-se com as funções desempenhadas pela farmácia hospitalar. Muitas empresas prestadoras de serviços na área da saúde entendem que a questão logística é responsabilidade única e exclusiva de uma gerência de suprimentos ou de materiais, podendo o gerente ser um profissional farmacêutico, pois ninguém entende mais de medicamentos e materiais correlatos do que esse profissional, e esses itens chegam a representar, financeiramente, até 75% do que se consome em um hospital geral.

O conveniente gerenciamento das atividades de administração de materiais e de medicamentos em um hospital representa diferencial de gestão e economia de recursos financeiros, os quais, na maioria dos hospitais, são escassos.

1. ABORDAGEM LOGÍSTICO-HOSPITALAR

Para assumir ações de gerência de logística, é necessário que o farmacêutico ou administrador hospitalar possua grande vivência e cursos de especialização na área, de modo que se garanta o emprego conveniente das modernas técnicas de gestão de materiais. Os profissionais que acreditam que a administração de materiais limita-se à administração de estoques incorrem em grande erro, pois esta é somente uma parcela da extensa matéria pertinente à função. Na realidade, a administração de materiais engloba suprimento de materiais e medicamentos, movimentação e controle de produtos, aquisição e padronização de itens, montagem de custos, estabelecimento do preço de venda de materiais e medicamentos utilizados por pacientes, muitas vezes cobrados de convênios médicos pelos hospitais.

A administração de materiais compõe-se de dois subsistemas:

1. Administração de Materiais e Distribuição Física
- compras;
- recebimento;
- planejamento;
- controle de produção (manipulação), expedição, tráfego e estoques.

2. Coordenação Demanda/Suprimento
- transporte;
- armazenagem;
- movimentação física de materiais;
- embalagem;
- controle de estoques;
- seleção de locais para armazenagem;
- processamento de pedidos;
- atendimento ao cliente.

RAZÕES DE INTERESSE PELA LOGÍSTICA

O rápido crescimento de custos – em particular os de serviços de transporte e armazenagem – tem obrigado os hospitais a desenvolver técnicas matemáticas e adquirir equipamentos de informática capazes de tratar eficientemente a massa de dados necessários à análise de problemas logísticos.

A complexidade crescente da administração de materiais e da distribuição física exige sistemas mais complexos e disponibilidade de maior gama de serviços logísticos. A distribuição interna de medicamentos e materiais será abordada no Capítulo 8 ("Sistemas de Distribuição de Medicamentos").

Há atualmente uma forte tendência, em hospitais e clínicas, de transferir as responsabilidades de administração dos estoques para os distribuidores e fabricantes – processo que pode ser conduzido por consignação e terceirização.

Uma série de técnicas estão disponíveis para o gerenciamento de estoques, cada uma aplicável ao estágio em que o hospital se encontra.

Uma preocupação que deve estar sempre presente em qualquer situação é a precisão das informações. Os maiores problemas gerados pela imprecisão de dados são:

- má localização dos estoques;
- armazenamento inadequado;
- erros de cálculo nos relatórios de entrada e saída de materiais;
- erros no recebimento;
- esquecimento e atraso na emissão de documentos relativos a entrada e saída de materiais;
- procedimentos inadequados de contagem física.

2. DIMENSIONAMENTO E CONTROLE DE ESTOQUES

FUNÇÃO E OBJETIVOS DO ESTOQUE

Como empresa, a meta principal de um hospital é, sem dúvida, atingir o lucro máximo sobre o capital investido na instituição e nos equipamentos, em financiamentos de melhorias, em reserva de caixa e em estoque. Para atingir o lucro máximo, o hospital deve investir o capital para que não se torne inativo. Espera-se que o dinheiro investido em estoque seja utilizado para a conveniente prestação de serviços aos clientes, o que certamente aumentará o retorno dos investimentos efetuados.

A administração de estoques dentro do hospital deve reduzir ao mínimo o capital total investido no setor, pois é um montante alto e crescente. Paralelamente, deve elevar ao máximo a qualidade e a segurança da prestação de serviços, visando ao bem-estar dos pacientes.

O objetivo final, portanto, é tirar o máximo proveito do investimento em estoques, incrementando o uso eficiente dos meios internos da empresa e minimizando as necessidades de investimento de capital.

POLÍTICAS DE ESTOQUE

As políticas ou diretrizes de estoques são, de maneira geral, as seguintes:

- metas das empresas quanto ao tempo de entrega dos produtos ao cliente;
- definição do número de depósitos e/ou de almoxarifados e determinação da lista de materiais a serem estocados;
- estabelecimento do nível até onde deverão flutuar os estoques, para atender altas ou baixas de vendas ou alterações de consumo;
- determinação do ponto até onde será permitida a especulação com estoques, fazendo-se compras antecipadas a preços mais baixos ou comprando-se uma quantidade maior para obter desconto;
- definição da rotatividade dos estoques.

PRINCÍPIOS BÁSICOS PARA O CONTROLE DE ESTOQUE

1. Determinar *o que* deve permanecer em estoque (número de itens).

2. Determinar *quando* se devem reabastecer os estoques (periodicidade).
3. Determinar *quanto* de estoque será necessário para um período predeterminado.
4. Acionar o departamento de compras para executar a aquisição de estoque.
5. Receber, armazenar e atender os materiais estocados de acordo com as necessidades.
6. Controlar os estoques em termos de quantidade e valor, e fornecer informações sobre posição do estoque.
7. Manter inventários periódicos para avaliação da quantidade e do estado dos materiais estocados.
8. Identificar e retirar do estoque os itens obsoletos ou danificados.

PREVISÃO DO ESTOQUE

Todo estudo de estoque tem início na previsão de consumo do material, cujas características básicas são:

- é o ponto de partida de todo o planejamento do estoque;
- depende da eficácia dos métodos empregados;
- depende da qualidade das hipóteses aplicadas para o raciocínio.

A previsão deve sempre ser considerada como a hipótese mais provável dos resultados. As técnicas de previsão de consumo podem ser classificadas em três grupos:

1. *Projeção*: admite que o futuro será repetição do passado ou que o consumo evoluirá no futuro.
2. *Explicação*: procura explicar o consumo no passado mediante leis que o relacionem a variáveis cuja evolução é previsível ou conhecida (por exemplo: mudança na política de juros para a aquisição de bens de consumo).

3. *Predileção*: funcionários experientes e conhecedores de fatores influentes em consumo e no mercado estabelecem a evolução do consumo futuro.

Formas de Evolução do Consumo

1. *Evolução Horizontal*: de tendência invariável (constante).

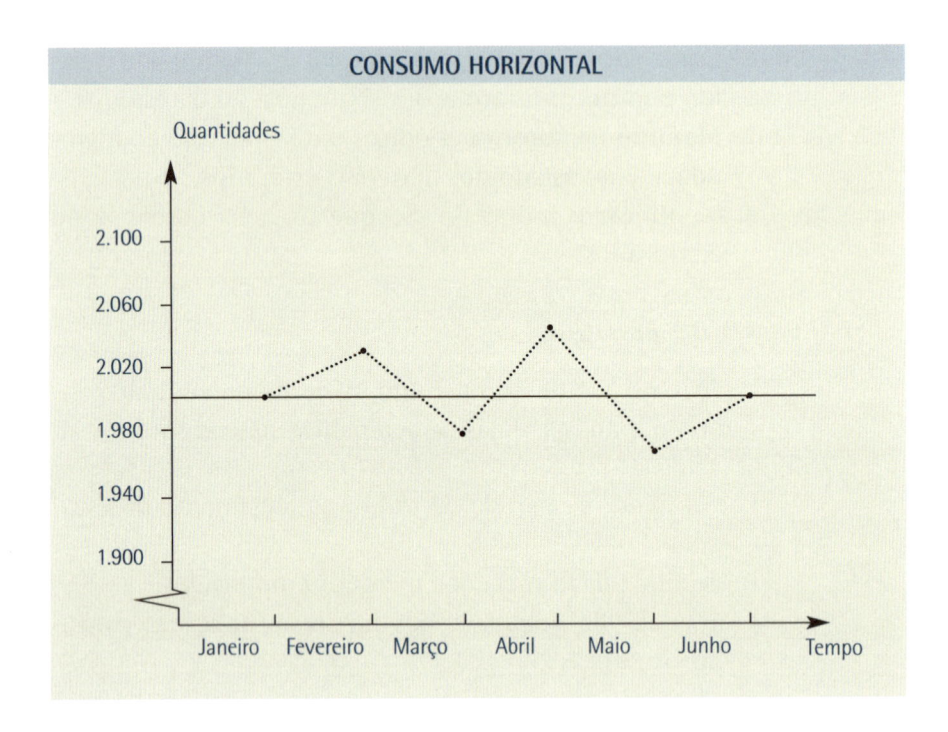

2. *Evolução Sujeita a Tendência* (crescente ou decrescente): o consumo aumenta ou diminui com o tempo.

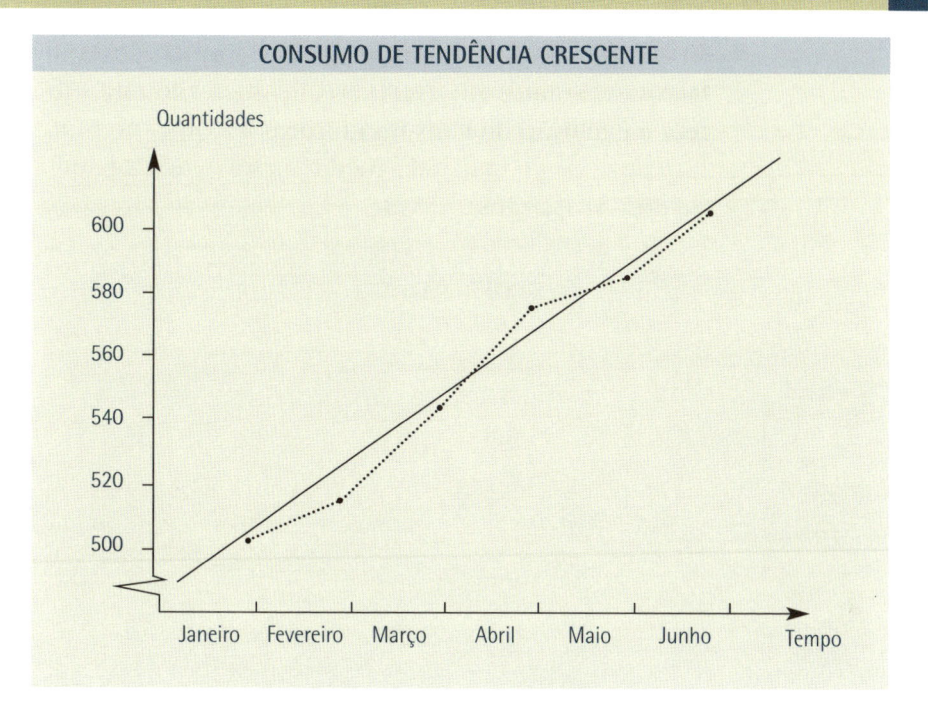

CONSUMO DE TENDÊNCIA CRESCENTE

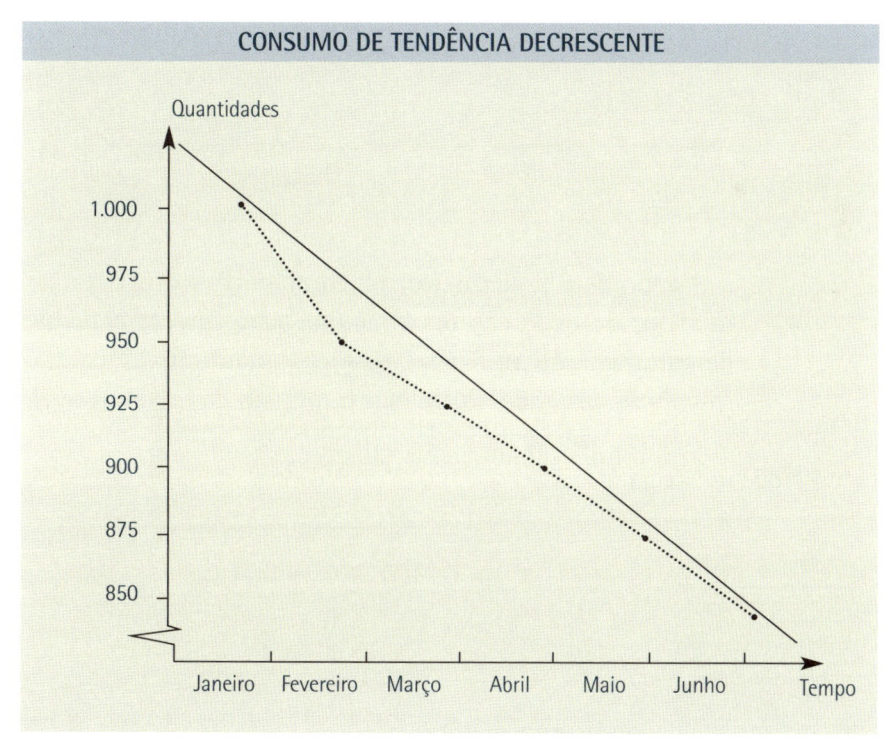

CONSUMO DE TENDÊNCIA DECRESCENTE

3. *Evolução Sazonal*: o consumo apresenta oscilações regulares, tanto positivas como negativas; a denominação *sazonal* aplica-se aos casos em que o desvio é, no mínimo, de 25% do consumo médio e está condicionado a determinadas causas.

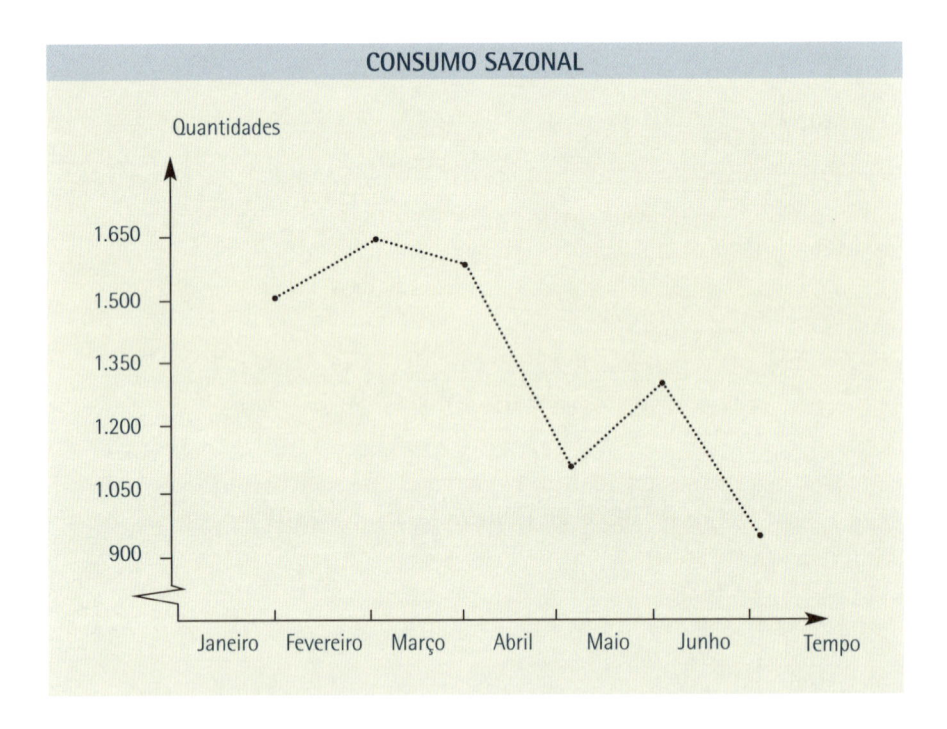

Na prática, podem ocorrer combinações dos diversos modelos de evolução de consumo. Para fins de controle de estoque, são utilizadas técnicas quantitativas para o cálculo da previsão, entre elas o método da média móvel.

Método da Média Móvel

$$C_M = \frac{C_1 + C_2 + C_3 + ... + C_n}{n}$$

Em que:

C_M = consumo médio;

C = consumo nos períodos anteriores;

n = número de períodos.

CUSTOS DE ESTOQUE

Todo e qualquer armazenamento de material gera determinados custos:

- juros;
- depreciação;
- aluguel;
- equipamentos de movimentação;
- deterioração;
- obsolescência;
- seguros;
- salários;
- conservação.

Esses custos podem ser agrupados em diversas modalidades:

- custos de capital (juros, depreciação);
- custos com pessoal (salários, encargos sociais);
- custos com edificação (aluguel, impostos, luz, conservação);
- custos de manutenção (deterioração, obsolescência, equipamentos).

Existem duas variáveis que aumentam os custos:

- a quantidade estocada: grandes quantidades em estoque requerem número maior de pessoal ou de equipamentos para sua movimentação, tendo como conseqüência o aumento dos custos;
- tempo de permanência em estoque.

Todos os custos agrupados podem ser chamados de *custo de armazenagem*, valor calculado com base no estoque médio e geralmente indicado em porcentagem (%) do valor em estoque (fator de armazenagem).

NÍVEIS DE ESTOQUE

O cálculo dos níveis de estoque toma por base algumas variáveis:

- *Consumo Médio Mensal (CMM)*: quantidade referente à média aritmética das retiradas mensais do estoque (devem ser utilizados os valores relativos a, no mínimo, os últimos seis meses).
- *Estoque Médio*: nível médio de estoque em torno do qual as operações de compra e consumo se realizam.
- *Intervalo de Suprimento*: intervalo entre dois suprimentos (depende das quantidades compradas, do tempo de entrega dos fornecedores e do consumo médio).
- *Estoque Mínimo ($E_{mín}$)*: também chamado de *estoque de segurança*, é a quantidade mínima que deve ser mantida em estoque; destina-se a cobrir atrasos no suprimento, de modo que se garanta o funcionamento ininterrupto do processo produtivo, sem o risco de faltas.

Para o cálculo do estoque mínimo, podemos recorrer à fórmula simples ou ao método de rotatividade.

Fórmula Simples

$$E_{mín} = CMM \cdot K$$

Em que:

$E_{mín}$ = estoque mínimo;

CMM = consumo médio mensal;

K = fator de segurança arbitrário para garantia contra ruptura (em termos porcentuais).

Por exemplo:

CMM = 60 caixas;

K = 0,9 (90% de garantia).

Então:

$$E_{mín} = 60 \cdot 0,9 = 54 \text{ caixas}$$

Rotatividade

Método também chamado de *giro de estoque*, estabelece a relação entre o consumo médio anual e o estoque médio do produto:

$$\text{Rotatividade} = \frac{\text{consumo médio anual}}{\text{estoque médio}}$$

Por exemplo:
CMA = 800 unidades/ano;
Em = 100 unidades.
Então:

$$R = \frac{800 \text{ unidades/ano}}{100 \text{ unidades}} = 8 \text{ vezes/ano}$$

Para fins de controle, deve-se determinar a taxa de rotatividade adequada à empresa. O critério de avaliação é estabelecido pela política de estoques da empresa.

Observações Importantes:

1. A disponibilidade de capital para investir em estoque é que determina a taxa de rotatividade padrão.
2. Não se deve utilizar a mesma taxa de rotatividade para materiais de preços muito diferenciados. Usar, de preferência, a Classificação ABC (veja tópico adiante), indicando cada classe com seu índice; se o número de índices não for suficiente, a classificação deve ser subdividida em D, E etc.
3. Com base na política da empresa, nos programas de produção e na previsão de consumo, determina-se uma rotatividade que atenda às necessidades pelo menor custo total.

4. Deve ser estabelecida uma periodicidade para comparação entre a rotatividade-padrão e a rotatividade real.

- *Estoque Máximo ($E_{máx}$)*: soma do estoque mínimo com o lote de compra.
- *Tempo de Reposição (TR)*: intervalo de tempo entre a emissão do pedido e a chegada do material ao estoque.
- *Estoque Disponível*: estoque existente (físico) mais os fornecimentos em atraso e em aberto.
- *Ponto de Pedido (PP)*: ponto em que se verifica se o saldo disponível está abaixo ou igual a certa quantidade, que determina a necessidade de um novo suprimento. Pode ser calculado pela seguinte fórmula:

$$PP = CMM \cdot TR + E_{mín}$$

Em que:
PP = ponto de pedido;
CMM = consumo médio mensal;
TR = tempo de reposição;
$E_{mín}$ = estoque mínimo.

Por exemplo:
CMM = 20 caixas;
TR = 2 meses;
$E_{mín}$ = 20 caixas.

Então:
PP = (20 · 2) + 20 = 60 caixas

- *Ruptura do Estoque*: condição caracterizada quando o estoque chega a zero e não se pode atender à necessidade de consumo.

Fatores que causam ruptura do estoque:

- – oscilação no consumo;
- – oscilação nas épocas de aquisição (atraso no tempo de reposição);

- remessas, por parte do fornecedor, divergentes do solicitado;
- diferenças de inventário.

A CLASSIFICAÇÃO ABC

Conceito

A classificação ou curva ABC é um importante instrumento para o administrador, pois permite identificar os itens que justificam atenção e tratamento adequados quanto à administração.

Esse tipo de curva é obtido pela ordenação dos itens conforme sua importância relativa. A curva ABC tem sido usada para a administração de estoques, a definição de política de vendas, o estabelecimento de prioridades para a programação da produção e uma série de outros problemas comuns em uma empresa.

Após a ordenação dos itens por sua importância relativa, as classes da curva ABC podem ser assim definidas:

- *Classe A*: grupo de itens mais importantes, que devem ser tratados com atenção especial pela administração, representam 8% dos itens e correspondem a 70% do custo total (quantidade pequena e alto custo unitário).
- *Classe B*: itens em situação intermediária entre as classes A e C; representam 20% dos itens e correspondem a 20% do custo total.
- *Classe C*: itens menos importantes, que não justificam grande atenção por parte da administração; representam 72% dos itens e correspondem a 10% do custo total (exatamente o contrário da curva A: quantidade grande e pequeno custo unitário).

Planejamento da Curva ABC

O processo de estabelecimento da curva ABC inclui as seguintes etapas:

- discussão preliminar sobre a necessidade da curva e definição de objetivos;
- verificação das técnicas de análise, tratamento dos dados, cálculo manual, mecanizado ou eletrônico;
- obtenção da classificação;
- análise e conclusões;
- providências e decisões finais.

Deverão ser providenciados:

- pessoal treinado e preparado para realizar levantamentos;
- formulário para coleta de dados;
- normas e rotinas para o levantamento.

A uniformidade dos dados coletados é de primordial importância para a consistência das conclusões estabelecidas para a curva ABC, sobretudo quando os dados são numerosos.

A definição das classes A, B e C obedece apenas aos critérios de bom senso e de conveniência dos controles a serem efetuados. Em geral são colocados, no máximo, 20% dos itens na classe A, 30% na classe B e os 50% restantes na classe C.

Aplicação e Montagem da Curva ABC

Para ilustrar as etapas de montagem de uma curva ABC, vamos apresentar um caso simplificado, com apenas doze itens, lembrando que o procedimento é válido para qualquer número de itens. O critério de ordenação é o valor do consumo anual (preço unitário · consumo anual) de cada item, e a realização do processo atende às seguintes etapas:

- coleta de dados;
- ordenação dos dados;
- confecção dos gráficos;
- análise.

	Medica-mento	Quanti-dade	Preço (unitário, em reais)	Preço total (em reais)	Custo acumulado (em reais)	% Acumulada	Classe	% dos itens
1.	Imipenem	600	55,00	33.000,00	38.500,00	56	A	8% dos itens
2.	Albumina	280	65,00	18.200,00	51.200,00	75	B	20% dos itens
3.	Ceftriaxona	800	8,50	6.800,00	58.000,00	85	B	
4.	Cefalexina	1.800	1,80	3.240,00	61.240,00	89	B	
5.	Vancomi-cina	400	8,70	3.480,00	64.720,00	94	C	72% dos itens
6.	Soro fisiológico 500 ml	1.800	1,20	2.160,00	66.880,00	95	C	
7.	Dimeticona (gts.)	120	4,50	540,00	67.420,00	96	C	
8.	Dipirona (gts.)	130	3,50	455,00	67.875,00	96	C	
9.	Tylex (30 mg, cps.)	320	1,10	352,00	68.227,00	97	C	
10.	Diclofenaco sódico (inj.)	320	0,80	256,00	68.483,00	98	C	
11.	Propranolol (cps.)	370	0,25	92,50	68.575,50	99	C	
12.	Atenolol (cps.)	150	0,40	60,00	68.635,50	100	C	
	TOTAL			68.635,50				

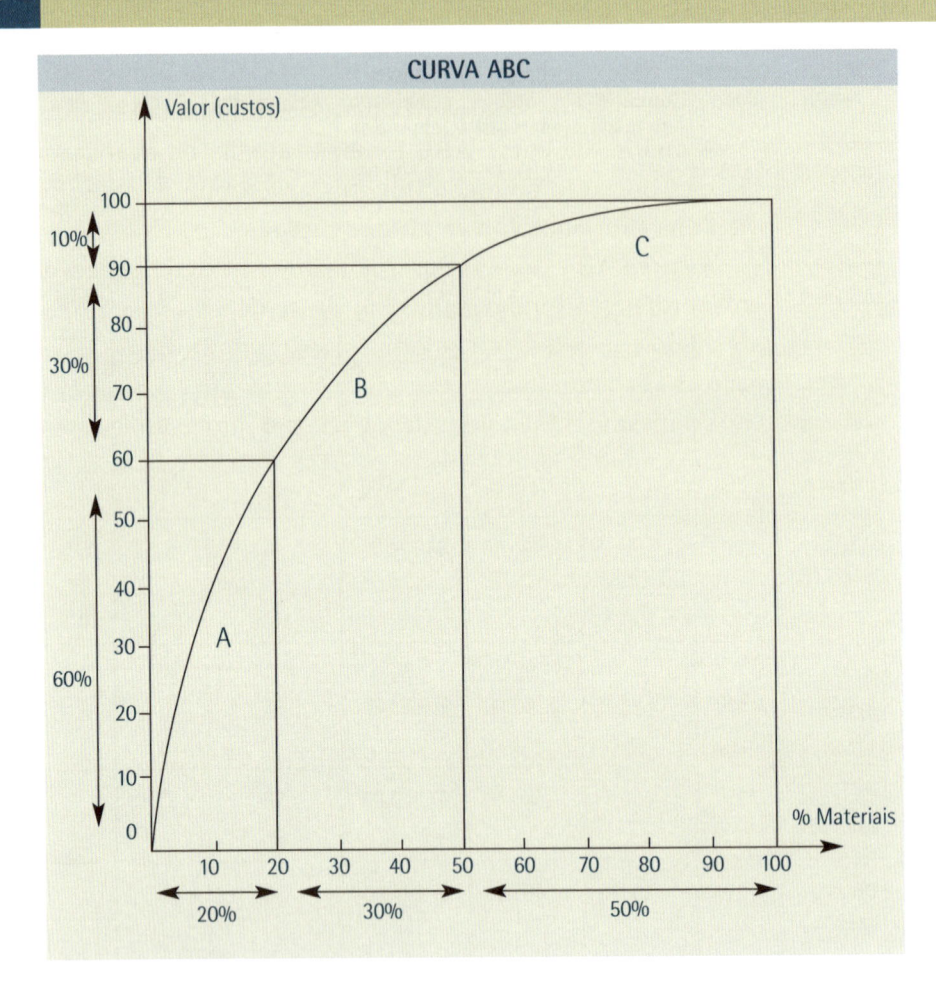

Aplicação da Curva ABC ao Serviço de Farmácia

No setor de farmácia hospitalar, a curva ABC, além de facilitar o controle do estoque, propicia um diagnóstico confiável do consumo de medicamentos dentro do hospital, permitindo sua comparação com o de outros hospitais, no Brasil e no exterior. Permite ainda a elaboração de programas de uso racional das drogas constantes nos medicamentos da curva A, favorecendo a racionalização dos custos. Devemos lembrar que os antibióticos representam a grande maioria de medicamentos dessa curva, juntamente com repositores hidreletrolíticos e albumina.

A análise da curva ABC também auxilia na avaliação da padronização de medicamentos, sugerindo a exclusão de itens com pouca ou nenhuma saída.

A curva ABC pode ser utilizada ainda na determinação dos setores mais importantes, do ponto de vista de custos, de modo que se definam prioridades (Centro Cirúrgico, UTI, Clínica Cirúrgica etc.).

Do mesmo modo, pode ser aplicada a setores isolados – por exemplo, Centro Cirúrgico, UTI, Pediatria – para o estabelecimento de prioridades de controle de estoque e para a instauração de programas de redução de custos. Com os resultados da curva ABC, é possível definir programas de compras com os fornecedores dos produtos, objetivando a redução de custos. Devemos lembrar de que medicamentos que obedecem a curvas diferentes exigem tratamentos diferenciados.

AVALIAÇÃO DO ESTOQUE

Todas as formas de registro de estoque têm como objetivo o controle da quantidade de materiais estocados, em volume físico e financeiro. A avaliação do estoque anual deve ser realizada em termos de preço, para proporcionar mensuração exata do material e informações financeiras atualizadas.

Para a avaliação do estoque, tomamos por base o preço de custo ou o de mercado, preferindo-se o menor entre os dois. A avaliação mais frequente é a realizada pelo custo médio, que tem por base o preço de todas as retiradas, ao preço médio do suprimento total do item em estoque.

Existem também as avaliações pelo método PEPS (primeiro a entrar, primeiro a sair) e pelo método UEPS (último a entrar, primeiro a sair).

3. ARMAZENAMENTO DE MATERIAIS

Pelo fato de serem operações estreitamente associadas, o almoxarifado não pode ser separado da movimentação ou do transporte interno de cargas.

A adequação dos equipamentos e sistemas de armazenagem de materiais e medicamentos se faz sentir em vários aspectos. Um método adequado para estocar materiais, medicamentos e produtos manipulados na farmácia hospitalar permite diminuir os custos de operação, melhorar a qualidade dos serviços e acelerar o ritmo do trabalho, garantindo também a diminuição dos acidentes de trabalho, a redução no desgaste dos demais sistemas (dose unitária, manipulação, farmácias-satélites) e um menor número de problemas de administração.

A eficiência da estocagem e o capital necessário dependem de uma escolha adequada do sistema.

Na realidade, não há fórmula predeterminada: o sistema de almoxarifado deve ser adaptado às condições específicas de armazenagem e à organização do hospital.

Os problemas e as características de um sistema de almoxarifado estão relacionados com a natureza do material movimentado e armazenado. No caso específico de medicamentos, existem os preceitos legais e os ditames das "boas práticas de armazenamento de medicamentos", que devem ser seguidos.

LAYOUT DA ÁREA DE ESTOCAGEM

Define-se *layout* como o arranjo planejado de homens, máquinas e materiais, com o objetivo de propiciar o máximo de economia e rendimento. O *layout* depende de vários fatores:

- local selecionado para a estocagem;
- projeto de construção;

- localização dos equipamentos;
- pontos de informática;
- seleção de equipamentos de movimentação;
- regime de atendimento;
- natureza dos materiais e medicamentos a serem estocados.

O objetivo do *layout* é cercar o projeto de armazenamento de todas as condições que possibilitem uma operação vantajosa de economia e rendimento.

Cada atividade de depósito apresenta um fluxograma típico, passível de alterações conforme a evolução da tecnologia e dos processos, como recentemente pudemos observar com a introdução de técnicas de controle por códigos de barras e por Intercâmbio Eletrônico de Dados (EDI).

A edificação hospitalar não deve ser excluída dos estudos de *layout*: a geometria da construção, o espaço disponível, as características estruturais e a própria localização exercem influência fundamental na procura de uma solução ideal.

Estudos de Layout

Os estudos para a determinação do *layout* da área de estocagem levam em conta a eficiência dos processos de trabalho, a redução do desperdício de mão-de-obra, a diminuição do risco de acidentes de trabalho e do esforço físico dos funcionários, possibilitando a expansão do volume armazenado e o ganho de espaço útil.

Sugestões para melhorar a circulação de materiais e ganhar espaço:

- procurar as plantas do edifício ou, se não for possível encontrá-las, refazê-las;
- traçar o fluxo dos materiais;
- rever a política de armazenamento, a fim de tentar reduzir estoques;

- tentar ganhar espaço vertical, procurando empilhar os estoques ao máximo;
- posicionar escritórios de supervisores e instalações sanitárias em mezaninos, aproveitando a área útil abaixo deles;
- remover todo o lixo e material perecido;
- incorporar melhorias que possam ser reutilizadas em caso de mudança de local (por exemplo: prateleiras de metal, que são facilmente desmontáveis, em lugar de prateleiras de madeira).

Para correta análise do *layout*, devem ser feitos os diagramas dos processos e diagramas de fluxo.

PRINCÍPIOS PARA ESTOCAGEM DE MATERIAIS

Carga Unitária

É definida como *carga unitária* aquela constituída de embalagens de transporte, arranjadas ou acondicionadas de modo que possibilite seu manuseio, transporte e armazenagem, como uma unidade, por meios mecânicos.

Os dispositivos que permitem a formação de cargas unitárias são vários, sendo o mais conhecido o *pallet*, que consiste em um estrado de madeira ou plástico, de dimensões variadas, de acordo com as necessidades de cada empresa ou país.

A "Palletização"

A disposição das cargas em lotes de caixas, sacos, engradados etc. permite seu transporte e estocagem em uma só unidade.

O tipo de *pallet* depende do tamanho da carga, do peso do material, da carga unitária e da perda de espaço.

Não são indicadas para "palletização" embalagens:

- em forma de cubo;
- muito fracas;
- muito pesadas;
- demasiadamente cheias;
- em formatos não convencionais (cônicos, cilíndricos, hexagonais etc.);
- mal identificadas.

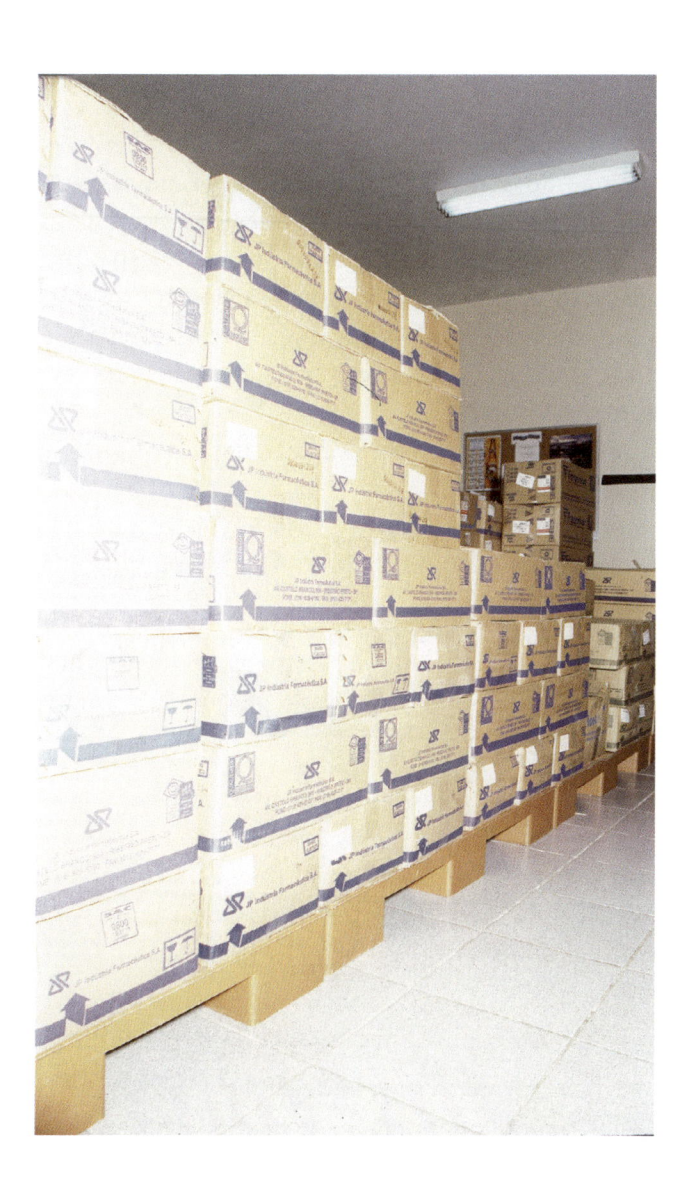

Figura 1

Exemplo de "palletização" de soros.

FORMAS DE ESTOCAGEM DE MATERIAIS

A dimensão e as características próprias de cada material ou produto podem exigir desde a instalação de uma simples prateleira até complexos sistemas de armações, caixas e gavetas.

As formas mais comuns para estocagem são:

- *Caixas*: adequadas para itens de pequenas dimensões (por exemplo: caixas de fios cirúrgicos, embalados na fábrica).
- *Prateleiras*: fabricadas de madeira ou perfis metálicos, destinam-se ao armazenamento de peças maiores ou ao apoio de gavetas ou caixas padronizadas. A madeira tem a vantagem de ser mais econômica. A estrutura metálica tem a vantagem de ser mais flexível, permitindo modificações na largura e altura das divisões e resistindo melhor a danos acidentais causados por carrinhos de movimentação.
- *Racks*: são construídos para armazenar peças longas e estreitas.
- *Empilhamento*: constitui uma variante do armazenamento de caixas e de certos produtos, formando uma prateleira por si só.
- *Refrigeradores*: destinados a produtos termolábeis.

CARACTERÍSTICAS DA ÁREA DE ESTOCAGEM DE MEDICAMENTOS E CORRELATOS

Local

Deve ser seguro e de fácil acesso, evitando-se escadas e subsolo. O ideal é estar no nível da rua, com rampa para recebimento de materiais.

Corredores

O número de corredores depende da facilidade de acesso desejada. Quando a quantidade de materiais for grande, podem ser formadas ilhas com várias pilhas. Mercadorias sobre prateleiras requerem corredores a cada duas filas.

Pilhas

O topo das pilhas deve ficar 1 metro, no mínimo, abaixo dos *sprinklers* contra incêndio, instalados no teto.

Portas

Devem permitir a passagem dos maiores carrinhos de transporte quando cheios.

Pisos

Devem ser lisos e de concreto, para suportar o peso dos materiais estocados e o trânsito dos carrinhos cheios.

Ventilação

Para ventilação adequada, o local de estocagem deve ter vãos ou janelas para circulação de ar, ser amplo e sem poeira. Deve-se evitar a incidência direta da luz solar.

Temperatura

A temperatura ambiente deve ser mantida em torno de 20°C (com variação de 2°C), com refrigerador (de 4°C a 8°C) para produtos termolábeis.

Área Física

- Hospitais com até 100 leitos: 100 metros quadrados.
- Hospitais com até 200 leitos: 180 metros quadrados.
- Hospitais com até 400 leitos: 350 metros quadrados.

Área de Estocagem

A área de estocagem propriamente dita deve contar com:

- área distinta para medicamentos e correlatos;
- área fechada a chave para psicotrópicos;
- fácil acesso para os funcionários;
- distribuição racional e adequada;
- prateleiras amplas, claras e espaçadas;
- iluminação adequada;
- extintores bem localizados.

SISTEMA DE LOCALIZAÇÃO DE MEDICAMENTOS E MATERIAIS

O objetivo de um sistema de posicionamento de materiais e medicamentos é garantir a perfeita localização dos materiais estocados sob a responsabilidade do almoxarifado.

Deve ser utilizada uma simbologia (codificação) representativa de cada local de estocagem, que abranja até o menor espaço de uma unidade de estocagem.

Cada conjunto de códigos deve indicar com precisão a posição de cada material estocado, de modo que se facilitem as operações de movimentação, inventário etc.

As estantes podem ser identificadas por letras, cores, números etc.

CLASSIFICAÇÃO E CODIFICAÇÃO DE MATERIAIS

O objetivo da classificação de materiais é estabelecer, por meio de códigos, a catalogação de todos os materiais que compõem o estoque da empresa.

O estabelecimento de um sistema de classificação é primordial para qualquer departamento de materiais, pois sem ele não é possível um controle eficiente de estoques.

A classificação dos estoques hospitalares pode ser dividida em:

- medicamentos;
- correlatos;

- alimentos;
- material de escritório;
- material de manutenção;
- material de limpeza;
- impressos;
- móveis hospitalares;
- diversos.

Para fins de armazenagem, os medicamentos podem estar classificados em:

- grupo farmacológico;
- ordem alfabética (nome genérico);
- forma farmacêutica;
- laboratório;
- combinação dos anteriores.

Para fins terapêuticos e de catalogação, os medicamentos obrigatoriamente devem ser classificados por grupo farmacológico.

A codificação dos materiais é de vital importância para o controle gerencial das informações. Um exemplo de sistema de codificação é o que utiliza oito dígitos:

XX. XX. XX. XX,

em que o *primeiro dígito* indica a classe do material, por exemplo:

(0) medicamento;
(1) correlatos;
(2) fios cirúrgicos;
(3) alimentos.

A combinação do *primeiro* com o *segundo dígito* indica o grupo farmacológico do material, por exemplo:

(01) medicamentos que atuam no SNC (sistema nervoso central);

(02) medicamentos que atuam no sistema cardiovascular;

(03) medicamentos que atuam no sistema respiratório;

(04) medicamentos que atuam no sistema digestivo e na nutrição.

O *terceiro* e o *quarto dígitos* indicam a subdivisão do grupo farmacológico, por exemplo:

(01.01) anestésicos gerais;

(01.02) ansiolíticos;

(01.03) hipnóticos;

(01.04) analgésicos opioides;

(01.05) antipsicóticos (neurolépticos).

O *quinto* e o *sexto dígitos* indicam o princípio ativo, por exemplo:

(01.01.01) fentanil;

(01.01.02) enflurano;

(01.01.03) etomidato.

O *sétimo* e o *oitavo dígitos* indicam a forma farmacêutica do medicamento, por exemplo:

(01.01.01.01) fentanil frasco ampola 20 ml;

(01.01.01.02) fentanil espinhal.

INVENTÁRIO FÍSICO

Toda movimentação de estoques deve ser registrada por documentação adequada, visando à precisão do controle. Periodicamente, a empresa deve efetuar contagens físicas de seus itens de estoque para verificar:

- discrepâncias em valor, entre o estoque físico e o estoque contábil;
- discrepâncias entre os registros e o estoque físico (quantidade real nas prateleiras);
- apuração do valor total do estoque (contábil), para efeitos de balanços; neste caso, o inventário é realizado próximo ao encerramento do ano fiscal.

Fazem parte da preparação e do planejamento para o inventário:

- folhas de convocação e serviços, definindo: convocados, datas, horários e locais de trabalho;
- fornecimento de meios de registro de qualidade e quantidade adequada para uma correta contagem;
- nova análise da arrumação física;
- método da tomada do inventário e treinamento;
- atualização e análise dos registros;
- *cut-off* (data de corte) para documentação e movimentação de materiais a serem inventariados.

4

ADMINISTRAÇÃO DE COMPRAS

1. A FUNÇÃO COMPRAS

A função compras é um segmento essencial do departamento de materiais ou suprimentos. Tem por finalidade suprir as necessidades de materiais ou serviços, planejá-las quantitativamente e satisfazê-las no momento certo com as quantidades corretas. É importante salientar que, nas modernas organizações hospitalares, essa função pode e deve ser exercida por farmacêuticos ou pessoas da área administrativa, gabaritadas para a atividade e com ampla experiência.

OBJETIVOS DO SETOR DE COMPRAS

1. Manter um fluxo contínuo de suprimentos, a fim de atender à demanda.
2. Coordenar o fluxo de maneira que seja aplicado um mínimo de investimento, sem afetar a operacionalidade da empresa.
3. Comprar materiais e insumos pelos menores preços, obedecendo a padrões de quantidade e qualidade definidos.
4. Procurar, sempre dentro de uma negociação justa e honesta, as melhores condições para a empresa, sobretudo quanto a condições de pagamento.

A necessidade de comprar cada vez melhor é enfatizada por todos os empresários, juntamente com a necessidade de estocar em níveis adequados. Comprar bem é um dos principais meios para a redução dos custos hospitalares. Isso significa verificar cuidadosamente preços, prazos e qualidade do material e do serviço.

A seleção de fornecedores é considerada ponto-chave no processo de compras. A potencialidade do fornecedor deve ser confirmada, assim como suas instalações e seus produtos. É imprescindível o estabelecimento de critérios para o cadastramento de fornecedores, assim como são recomendáveis visitas periódicas e programas de auditoria, em especial no caso de fornecedores que interferem com a qualidade dos serviços prestados pelo hospital.

2. ORGANIZAÇÃO DE COMPRAS

PRINCÍPIOS BÁSICOS

1. Autoridade para compra.
2. Registro de compra.
3. Registro de preços.
4. Registro de estoques e consumo.
5. Registro de fornecedores.
6. Arquivos de especificações.
7. Arquivos de catálogos.

ATIVIDADES TÍPICAS DA SEÇÃO DE COMPRAS

1. *Pesquisa dos Fornecedores*
- estudo do mercado;
- estudo dos materiais;
- análise dos custos;
- investigação das fontes de fornecimento;
- desenvolvimento de fontes de materiais alternativos.

2. *Aquisição*
- conferência de requisições;
- análise das cotações;
- decisão sobre comprar por meio de contratos ou no mercado aberto;
- entrevista com vendedores;
- negociação de contratos;
- efetivação das encomendas de compras;
- acompanhamento do recebimento de materiais.

3. *Administração*
- manutenção de estoques mínimos;
- transferências de materiais;
- evitar excessos e obsolescência de estoques;
- padronização de todos os aspectos possíveis.

4. *Diversos*
- estimativa de custo;
- descarte de materiais desnecessários, obsoletos ou excedentes;
- preservação das relações comerciais recíprocas.

ORGANOGRAMA DA SEÇÃO DE COMPRAS

1. *Chefe de Compras*
- subordina-se ao gerente de materiais ou suprimentos;
- estuda e analisa as solicitações de compra;
- coordena pesquisa de fornecedores e coleta de preços;
- organiza concorrências e estuda os respectivos resultados;
- mantém contato com fornecedores;
- solicita testes de qualidade de materiais e medicamentos;
- presta assessoria às várias seções, com informações e soluções técnicas;
- controla prazos de entrega;
- elabora previsão periódica de compras;

- mantém contato com enfermagem e médicos sobre produtos;
- elabora relatórios e estatísticas de controle geral.

2. *Comprador de Materiais Diversos*
- efetua e acompanha pequenas compras de materiais sob supervisão da chefia da seção;
- classifica e analisa requisições de compra emitidas por outros setores;
- pesquisa cadastro de fornecedores e efetua coleta de preços;
- estuda preço e qualidade, optando pela melhor condição;
- efetua a compra e controla a entrega dos materiais;
- mantém arquivo de catálogos e fornecedores.

3. *Comprador Técnico*
- efetua compra de materiais especiais mediante supervisão da chefia;
- classifica e analisa solicitações de compra;
- estuda e analisa necessidades técnicas;
- pesquisa cadastro de fornecedores e efetua coleta de preços;
- prepara concorrências;
- presta assessoria às várias seções, com informações técnicas;
- acompanha e controla a entrega de materiais.

4. *Auxiliar de Compras*
- controla o recebimento de solicitações de compra e efetua conferência dos valores anotados;
- pesquisa arquivos de publicações técnicas;
- elabora relações de fornecedores para cada material;
- emite pedidos de compra;
- controla arquivo de catálogos e documentos referentes às compras efetuadas.

5. *Acompanhador de Compras* (Follow-up)
- acompanha, documenta e fiscaliza as encomendas em observância aos respectivos prazos de entrega;
- informa ao comprador o resultado do acompanhamento;
- efetua cancelamentos, modificações e pequenas compras conforme determinação da chefia.

FUNÇÃO DE PESQUISA NA SEÇÃO DE COMPRAS

A pesquisa é o elemento fundamental da operação de compras. Cabem a ela as funções descritas a seguir.

1. *Estudo dos Materiais*
- avaliação das necessidades da empresa para períodos que variam de um a dez anos;
- tendências a curto e longo prazo das ofertas e demandas;
- tendência de preço;
- melhorias tecnológicas e perspectivas para possíveis substitutos;
- desenvolvimento de padrões e especificações.

2. *Análise Econômica*
- efeito dos ciclos econômicos sobre os materiais comprados;
- tendência dos preços gerais;
- influência das variações econômicas sobre fornecedores e concorrentes.

3. *Análise dos Fornecedores*
- qualificação dos fornecedores ativos em potencial;
- estudo das instalações dos fornecedores;
- avaliação de desempenho;
- análise da condição financeira.

4. *Análise do Custo e do Preço*
- estudo comparativo de materiais similares (análise farmacoeconômica);
- análise do custo e da margem de lucro do fornecedor.

5. *Análise das Embalagens e do Transporte*
- efeito da localização dos fornecedores sobre o custo;
- métodos alternativos de despacho;
- sugestões de alteração de embalagens.

6. *Análise Administrativa*
- controle de formulários: Análise de Organização e Método (O&M);
- simplificação do trabalho;
- emprego de processamento eletrônico de dados;
- elaboração de relatórios.

QUALIFICAÇÃO DE COMPRADORES HOSPITALARES

O profissional responsável pelas compras deve apresentar as seguintes características:

- ter experiência na área;
- ter escolaridade de nível superior (desejável formação em Farmácia ou em Administração Hospitalar);
- conhecer amplamente as características de medicamentos e correlatos;
- saber ouvir os argumentos apresentados pelos vendedores;
- estar identificado com a política e o padrão de ética definidos pelo hospital, como, por exemplo, manutenção de sigilo em negociações que envolvam mais de um fornecedor;
- ser dotado de iniciativa e visão de oportunidade de novos negócios que visem à economia das finanças do hospital.

As concorrências devem ser orientadas pela lisura no processo, para que não pairem dúvidas quanto à dignidade daqueles que o conduziram e para não restringir a liberdade do fornecedor de obter informações em outros setores do hospital, que esclareçam eventuais dúvidas.

3. OPERAÇÃO DO SISTEMA DE COMPRAS

SISTEMAS BÁSICOS

1. Sistema de compras a três cotações:
- tem por finalidade partir de um número mínimo de cotações, para encorajar novos competidores;
- a pré-seleção dos concorrentes qualificados evita o dispêndio de tempo com um grande número de fornecedores, dos quais boa parte não tem condições para efetuar um bom negócio.

2. Sistema de preço objetivo:
- o conhecimento prévio do preço justo, além de ajudar nas decisões do comprador, proporciona uma verificação dupla no sistema de cotações;
- pode auxiliar os fornecedores a serem competitivos, mostrando-lhes que suas bases não são reais e que seus preços estão fora da concorrência.

3. Sistema de duas ou mais aprovações:
- duas ou mais pessoas estão envolvidas em cada decisão da escolha do fornecedor;
- garante melhor julgamento, possibilitando revisão de uma decisão individual.

4. Documentação escrita:
- possibilita o exame de cada negociação, facilitando a análise antes da segunda assinatura e esclarecendo dúvidas sobre o processo.

SOLICITAÇÃO DE COMPRA

É o documento que autoriza o comprador a executar uma compra. Informa o que se deve comprar, a quantidade, o prazo de entrega, o local de entrega e, em casos especiais, os prováveis fornecedores.

COTAÇÃO DE PREÇOS

A cotação é o registro do preço obtido da oferta de diversos fornecedores em relação ao material cuja compra foi solicitada; não deve conter rasuras e deve apresentar o preço, a quantidade e a data do recebimento na seção de compras (podendo ser por fax).

Deve-se manter a cotação sempre à mão para eventuais consultas e análises de auditoria e, também, para melhor visualização dos dados, a serem transcritos em um mapa, o qual é cópia fiel das cotações recebidas.

Condições mais usuais oferecidas pelos fornecedores por meio de propostas:

- as propostas ficam sujeitas a confirmação;
- os preços indicados são líquidos, para entregas na fábrica;
- em casos de atraso na entrega sem culpa do fornecedor, as datas dos pagamentos permanecerão as mesmas.

PEDIDO DE COMPRA

O chamado pedido de compra é o contrato formal entre a empresa e o fornecedor, devendo representar todas as condições e características da compra estabelecida. Tendo força de contrato, o pedido de compra aceito pelo fornecedor implica o atendimento de todas as condições nele estipuladas, como:

- especificação;
- quantidade;

- frequência de entregas;
- prazos;
- preços;
- local e horário de entrega.

No pedido de compras de hospitais, é comum constarem as condições da compra, como no exemplo citado a seguir:

1. As mercadorias deverão ser entregues absolutamente dentro do prazo combinado. A não observância da presente cláusula garante-nos o direito de cancelar este pedido de compra, em sua totalidade ou em parte, sem nenhum prejuízo de nossa parte.
2. Todo material fornecido deverá estar rigorosamente de acordo com o pedido, e sua aceitação estará sujeita à aprovação de nossa inspeção. Qualquer despesa de transporte, em caso de rejeição, ficará por conta do fornecedor.
3. Reservamo-nos o direito de recusar, à custa do fornecedor, qualquer parcela de material recebida em quantidade superior ao pedido.
4. A presente encomenda não poderá ser faturada por preços mais elevados do que os estabelecidos.
5. Não serão aceitas responsabilidades de pagamentos referentes a transportes, embalagens, seguros etc., salvo quando especificamente autorizados.
6. Fica entendido que o fornecedor será considerado estritamente responsável por qualquer obrigação ou ônus decorrente da venda de qualquer produto que viole leis, decretos ou direitos de patentes.
7. Não assumimos nenhuma responsabilidade por mercadorias cujas entregas não tenham sido devidamente autorizadas por um pedido de compra aprovado.

ACOMPANHAMENTO DE COMPRAS (FOLLOW-UP)

Um comprador eficaz deve manter um arquivo para registrar a "vida" do produto, controlando todas as fases do processo de compra, as variações de preço, as modificações das quantidades solicitadas, as entregas recebidas e o cumprimento das condições acordadas.

4. A COMPRA NA QUALIDADE CORRETA

CONTROLE DE QUALIDADE E INSPEÇÃO

A qualidade de um produto é estabelecida pela comparação de suas características com os desejos do consumidor ou com as normas e especificações de fabricação.

A padronização técnica dos itens a serem adquiridos deve ser observada, para a verificação – no momento da conferência do material durante o recebimento – da adequação dos produtos às especificações.

5. CONDIÇÕES DE COMPRA

São condições importantes para o processo de compra:

- prazos: o setor de compras deve divulgar o tempo necessário para completar o processo de compra, de modo que se evitem problemas de abastecimento;
- frete;
- embalagem;
- condições de pagamento e descontos.

6. A NEGOCIAÇÃO

A negociação, parte fundamental e saudável nos processos de compra, deve ser encaminhada dentro de critérios éticos e vantajosos para o hospital, de maneira clara e com registros devidamente documentados.

7. FONTES DE FORNECIMENTO

Incluem-se entre os fornecedores de um hospital: laboratórios farmacêuticos, distribuidoras de medicamentos, fabricantes e distribuidoras de correlatos (chamados de cirúrgicas).

Os fornecedores podem ser selecionados e avaliados quanto aos seguintes aspectos:

- preço;
- qualidade;
- condições de pagamento;
- condições de embalagem e transporte;
- cumprimento dos prazos de entrega estabelecidos;
- manutenção dos padrões de qualidade estabelecidos;
- política de preços determinada;
- assistência técnica;
- atendimento;
- programa de qualidade.

É importante acentuar que a seleção, além de obedecer a uma mistura desses critérios, deve seguir os preceitos legais, passíveis de alterações por leis, portarias ministeriais, resoluções e outros dispositivos legais que regulamentam o comércio farmacêutico e correlato.

5

Padronização de Medicamentos

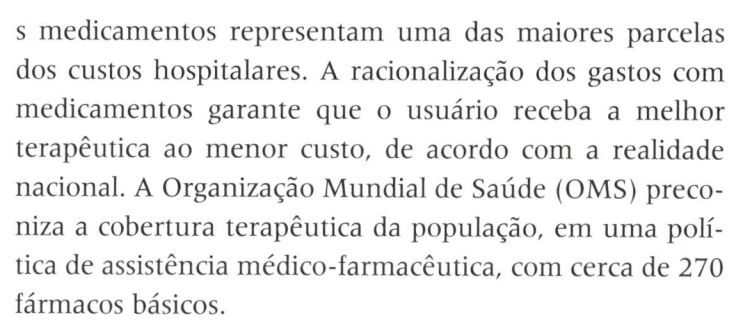

O s medicamentos representam uma das maiores parcelas dos custos hospitalares. A racionalização dos gastos com medicamentos garante que o usuário receba a melhor terapêutica ao menor custo, de acordo com a realidade nacional. A Organização Mundial de Saúde (OMS) preconiza a cobertura terapêutica da população, em uma política de assistência médico-farmacêutica, com cerca de 270 fármacos básicos.

Entende-se por *padronização de medicamentos* a constituição de uma relação básica de produtos que atendam aos critérios propostos pelo Ministério da Saúde. Constituindo os estoques das farmácias hospitalares, esse tipo de relação objetiva o atendimento médico-hospitalar de acordo com as necessidades e peculiaridades de cada instituição. Assim, os itens selecionados devem ser de amplo aproveitamento, desde que seja de forma equilibrada e qualitativa.

Tal medida acarreta a utilização racional do arsenal terapêutico, proporcionando como vantagens precípuas, entre outras, as seguintes:

- reduzir o custo de terapêutica sem prejuízos para a segurança e a eficácia dos medicamentos;
- racionalizar o número de medicamentos, com consequente redução dos custos de aquisição do arsenal terapêutico;

- facilitar as atividades de planejamento, aquisição, armazenamento, distribuição e controle dos medicamentos;
- disciplinar o receituário médico-hospitalar e uniformizar a terapêutica;
- aumentar a qualidade da farmacoterapia e facilitar a vigilância farmacológica;
- disciplinar a inclusão e/ou exclusão de medicamentos quando necessário;
- possibilitar o uso de uma mesma linguagem (nome genérico) por todos os membros da equipe de saúde;
- propiciar a sistematização de informações sobre o arsenal terapêutico.

1. COMISSÃO DE FARMÁCIA E TERAPÊUTICA (CFT)

Uma estratégia de padronização é a criação de uma comissão de farmácia e terapêutica (CFT), destinada especialmente a essa finalidade.

A seguir, apresentamos uma proposta de estatuto para tal comissão, com a intenção de facilitar sua implantação.

2. MODELO DE ESTATUTO PARA COMISSÃO DE FARMÁCIA E TERAPÊUTICA (CFT)

CONCEITO

A CFT é a junta deliberativa designada pela diretoria clínica com a finalidade de regulamentar a padronização dos medicamentos utilizados no receituário hospitalar.

OBJETIVO

Padronizar o elenco de medicamentos; divulgar, alterar e elaborar estudos; registrar informações e manter arquivo da documentação pertinente.

CRITÉRIOS

1. Padronizar medicamentos pelo nome genérico, conforme a Denominação Comum Brasileira (DCB).
2. Padronizar medicamentos com um único princípio ativo, excluindo-se, sempre que possível, as associações.
3. Padronizar de preferência medicamentos que resguardem a qualidade, levando-se em conta o menor custo de aquisição, armazenamento, dispensação e controle.
4. Padronizar, preferencialmente, formas farmacêuticas que permitam a individualização na distribuição.
5. Padronizar formas farmacêuticas, apresentação e dosagem, considerando:
   – a comodidade de administração aos pacientes;
   – a faixa etária da clientela;
   – a facilidade para cálculo das doses usualmente ministradas;
   – a facilidade de fracionamento ou multiplicação de doses.

ESTRUTURA ORGANIZACIONAL

Composição

Sugere-se que a CFT seja constituída de:

- um (1) farmacêutico – chefe da Farmácia ou farmacêutico por ele indicado, que atuará como membro nato;
- um (1) médico – representante da Clínica Médica;
- um (1) médico – representante da Clínica Cirúrgica;
- um (1) médico – representante da Pediatria;
- um (1) médico – presidente da Comissão de Controle de Infecção Hospitalar (C.C.I.H.) ou médico por ele indicado;
- um (1) enfermeiro – chefe de Enfermagem ou enfermeiro por ele indicado.

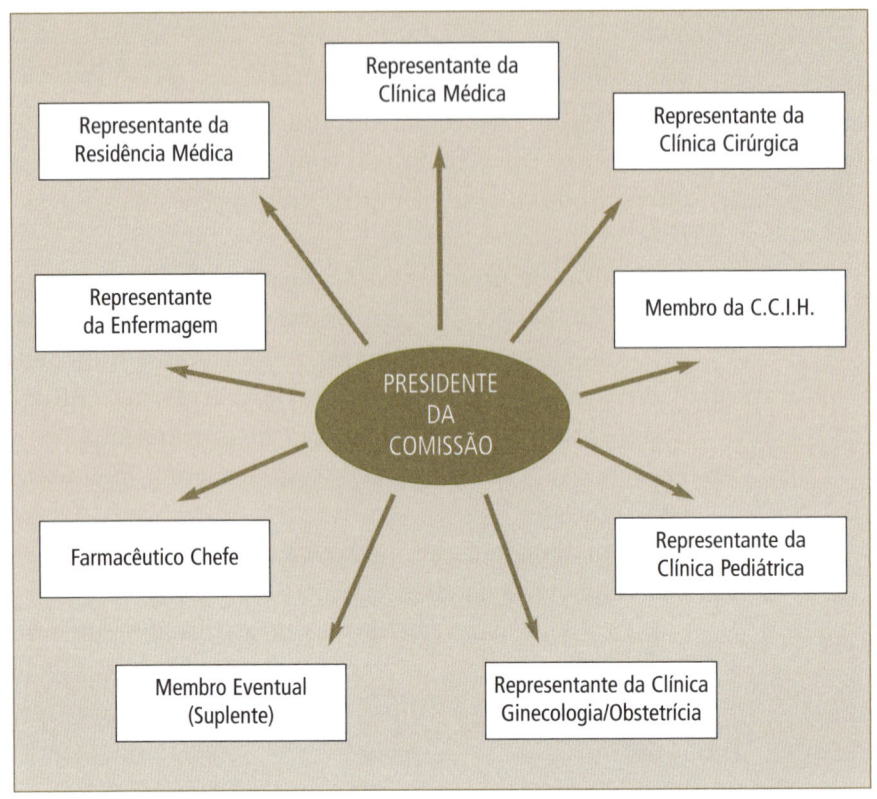

ESTRUTURA ORGANIZACIONAL DA COMISSÃO DE PADRONIZAÇÃO

Competência da Comissão

Cabe à CFT:

- estabelecer critérios para inclusão e exclusão de medicamentos;
- elaborar a lista de medicamentos padronizados, divulgá-la periodicamente e determinar seu uso como instrumento básico para prescrição médica;
- rever e atualizar a lista de medicamentos padronizados anualmente;
- estudar os medicamentos do ponto de vista clínico, biofarmacocinético e químico, emitindo parecer técnico sobre sua eficácia terapêutica, como critério fundamental de escolha;

- registrar dados farmacológicos e clínicos relativos a novos medicamentos ou agentes terapêuticos propostos para uso no hospital;
- divulgar informações relacionadas a estudos clínicos relativos a medicamentos incluídos e excluídos;
- servir como órgão assessor à equipe de saúde e à administração do hospital em assuntos relacionados a medicamentos.

Atribuições

Do Presidente

- convocar e presidir reuniões da comissão;
- dirigir os trabalhos da comissão;
- indicar seu substituto entre os membros da comissão;
- representar a comissão perante a diretoria clínica;
- subscrever os documentos e as resoluções da comissão;
- estabelecer a ordem do dia para as reuniões ordinárias e extraordinárias;
- distribuir as tarefas para os membros da comissão.

Do Secretário

- registrar em atas as resoluções da comissão;
- receber e expedir a documentação da comissão;
- manter arquivo de documentação;
- registrar em fichas individualizadas, para cada medicamento padronizado, informações pertinentes às ocorrências relativas a seu uso.

Dos Membros da Comissão

- comparecer às reuniões convocadas;
- colaborar com os trabalhos da comissão quando solicitado pelo presidente.

Instruções Gerais

1. A CFT deve subordinar-se à diretoria clínica.

2. Os membros da CFT serão designados pelo diretor clínico.

3. O presidente da CFT é eleito por seus pares na primeira reunião da comissão.

4. O diretor clínico designa o farmacêutico, representante da Farmácia, como membro nato da CFT, o qual desempenhará, entre outra funções, a de secretário executivo.

5. O mandato dos membros da CFT corresponde ao período de mandato da diretoria clínica do hospital.

6. A CFT deve reunir-se ordinariamente a cada trinta (30) dias ou, extraordinariamente, quando necessário, para avaliar solicitações de inclusão e/ou exclusão de medicamentos.

7. Para cada reunião realizada, deve ser lavrada ata, subscrita pelos presentes.

8. As resoluções da CFT terão caráter normativo e deverão ser cumpridas pela equipe de saúde.

9. Os casos omissos serão resolvidos pela diretoria clínica, em reunião convocada para esse fim.

3. PADRONIZAÇÃO DE MEDICAMENTOS

ESTRATÉGIAS

1. Pesquisar, com a equipe de saúde, as necessidades básicas, em medicamentos, para o atendimento médico-hospitalar, considerando o perfil epidemiológico das doenças incidentes e prevalecentes.

2. Agrupar os medicamentos por aparelho e/ou grupo farmacológico.

3. Adotar o nome genérico para relacionar os medicamentos.

4. Mencionar, após cada nome genérico, a apresentação e a dosagem.

5. Elaborar índice geral por grupo farmacológico ou aparelho.

6. Elaborar índice remissivo por nome genérico.
7. Divulgar a Padronização de Medicamentos por intermédio da diretoria clínica do hospital.

ROTINAS

1. A CFT fica incumbida de elaborar rotinas relativas à padronização definitiva de medicamentos (inclusão).
2. Rotinas de aquisição de medicamentos não-padronizados em situações especiais (receituário eventual).

ESTRATÉGIAS DE IMPLANTAÇÃO DA PADRONIZAÇÃO

Após a seleção do arsenal terapêutico pela comissão, a proposta deverá ser aprovada pelo corpo clínico, podendo ser realizada por meio de um questionário, como o sugerido a seguir. Essa fase é chamada de pré-padronização.

Como rotina para solicitação de padronização definitiva e disciplinar ou de uso eventual, podemos utilizar as rotinas e os modelos de impressos sugeridos a seguir.

Rotina para Solicitação de Padronização Definitiva

1. O chefe de clínica deverá preencher formulário apropriado, que ficará disponível nos postos de enfermagem e no serviço de farmácia.
2. A solicitação será encaminhada à farmácia, onde serão anotadas as informações técnicas necessárias à avaliação da Comissão de Farmácia e Terapêutica (CFT).
3. A CFT emitirá parecer conclusivo sobre a padronização definitiva ou não do medicamento solicitado.
4. O serviço de farmácia comunicará ao médico sobre a decisão final e, em caso positivo, providenciará a padronização e a compra inicial.

QUESTIONÁRIO DE AVALIAÇÃO DA PROPOSTA DE PADRONIZAÇÃO DE
MEDICAMENTOS E CRIAÇÃO DE COMISSÃO DE FARMÁCIA E TERAPÊUTICA

Este questionário tem por objetivo colher opiniões sobre uma proposta de padronização de medicamentos para o Hospital _____ e de implantação de uma Comissão de Farmácia e Terapêutica (propostas anexas).

Nome:_____
Cargo:_____
Clínica ou setor:_____

1. A proposta de padronização anexa atende às necessidades terapêuticas desta clínica:
   (   ) Totalmente   (   ) Satisfatoriamente
   (   ) Parcialmente   (   ) Insatisfatoriamente

2. Quais os medicamentos não contemplados nessa padronização e que deveriam ser incluídos? Justifique sua resposta.
   _____
   _____
   _____
   _____
   _____
   _____
   _____

3. Em relação à proposta de criação e ao estatuto da Comissão de Farmácia e Terapêutica (CFT), qual é sua avaliação?
   (   ) Altamente favorável   (   ) Favorável
   (   ) Indeciso   (   ) Contrário

4. Quais sugestões acrescentaria à proposta da CFT?
   _____
   _____
   _____
   _____
   _____

_____ , _____ de _____ de _____.

_____
Assinatura

Rotina para Aquisição de Medicamento
Não-Padronizado (Uso Eventual)

1. Quando efetuar a prescrição, o médico deverá verificar se todos os medicamentos prescritos estão padronizados pelo hospital.

2. Em caso de constar na prescrição algum medicamento não-padronizado, o médico deverá preencher o formulário apropriado, que ficará disponível nos postos de enfermagem e no serviço de farmácia.

3. A solicitação será encaminhada à farmácia, onde serão anotadas as informações técnicas necessárias à avaliação da Comissão de Farmácia e Terapêutica (CFT).

4. O serviço de enfermagem conferirá a prescrição antes de remetê-la ao serviço de farmácia. Caso o formulário não tenha sido preenchido, a enfermagem entrará em contato com o médico, reiterando sobre a necessidade do cumprimento dessa rotina.

5. A CFT emitirá parecer conclusivo sobre a aquisição do medicamento solicitado ou sugerirá a utilização de um similar padronizado pelo hospital.

6. O serviço de farmácia comunicará à enfermagem a decisão final. Em caso de parecer positivo, providenciará a aquisição, em regime de urgência, para atender ao paciente.

7. A CFT poderá outorgar essa atribuição ao serviço de farmácia, em reunião ordinária, tendo em vista que tais solicitações ocorrem em caráter de urgência e necessitam de decisões rápidas.

FORMULÁRIO DE SOLICITAÇÃO DE PADRONIZAÇÃO DEFINITIVA

Campos a serem preenchidos pelo médico

Médico: _____ Clínica: _____
Data:___/___/_____
Medicamento: _____
Nome genérico: _____
Dosagem: _____ Forma farmacêutica: _____
Justificativa: _____
_____
_____
_____
_____
_____
_____

Ao Serviço de Farmácia, em ____/____/_____

Assinatura:_____
                            carimbo

Campos a serem preenchidos pelo Serviço de Farmácia

Preço de comercialização: _____
Similares padronizados e respectivos preços de compra:_____
_____
_____

À CFT, em ____/____/_____

Assinatura:_____
                            carimbo

Campos a serem preenchidos pela CFT

Parecer: _____
_____
_____
_____
_____
_____

Padronizar: (   ) Sim   (   ) Não

Ao Serviço de Farmácia, em ___/____/_____

Assinatura:_____
                            carimbo

FORMULÁRIO DE SOLICITAÇÃO DE AQUISIÇÃO DE MEDICAMENTO
NÃO-PADRONIZADO (RECEITUÁRIO EVENTUAL)

Campos a serem preenchidos pelo médico

```
Médico:_____ Clínica:_____
Data:___/___/_____
Paciente:_____ Leito:_____ Idade:_____
Medicamento:_____
Nome genérico:_____
Dosagem:_____ Forma farmacêutica:_____
Justificativa:_____
_____

Ao Serviço de Farmácia, em ____/____/_____

Assinatura:_____
                          carimbo
```

Campos a serem preenchidos pelo Serviço de Farmácia

```
Fabricante/Fornecedor:_____
Preço de comercialização:_____
Origem: (  ) Nacional (  ) Importado país de origem:_____
Custo estimado do tratamento:_____
Similares padronizados e preços de compra:_____
_____
_____

À CFT, em ____/____/_____

Assinatura:_____
                          carimbo
```

Campos a serem preenchidos pela CFT

```
Parecer: _____
_____
_____

Adquirir: (  ) Sim  (  ) Não

Ao Serviço de Farmácia, em ___/____/_____

Assinatura:_____
                          carimbo
```

Sendo a padronização um dos principais recursos para o trabalho em consonância com o corpo clínico no que diz respeito à farmacoterapia dos pacientes, falaremos a seguir de outro recurso que pode ser implantado para a melhoria das informações sobre medicamentos aos profissionais da área da saúde.

CENTRO DE INFORMAÇÃO DE MEDICAMENTOS (CIM)

O Centro de Informação de Medicamentos é o local onde se realiza a seleção, a análise e a avaliação das fontes de informação sobre medicamentos, permitindo a elaboração e a comunicação de informações corretas para os profissionais da saúde.

Portanto, seu principal objetivo é fornecer informações para o uso racional de medicamentos. Suas mais relevantes funções são:

- promover a assistência terapêutica (farmacovigilância, análise farmacoeconômica etc.);
- promover educação continuada (treinamento);
- informar aos profissionais da área da saúde dados importantes sobre os medicamentos.

Para a implantação do CIM, é preciso fazer um levantamento sobre os recursos humanos e a estrutura física necessários.

1. *Estrutura Física*
- computador(es);
- linha telefônica;
- armários;
- arquivos;
- biblioteca atualizada.

2. *Recursos Humanos*
- farmacêutico(s);
- estagiário(s);
- secretária.

As principais rotinas do CIM são:

- estudos de utilização de medicamentos;
- subsídios às ações da Comissão de Farmácia e Terapêutica (CFT);
- guia farmacoterapêutico;
- boletins informativos;
- critérios de uso de medicamentos;
- elaboração de um banco de dados sobre medicamentos;
- cadastramento de fornecedores;
- eventos no âmbito da farmácia hospitalar, visando à revisão ou à atualização dos funcionários;
- participação em grupos de apoio.

As questões mais comuns colocadas ao CIM são:

- *Por parte da enfermagem*: dúvidas sobre a estabilidade de misturas de uso parenteral, sobre a compatibilidade entre drogas e sobre a via de administração dos medicamentos.
- *Por parte dos médicos*: dúvidas sobre interações medicamentosas e sobre reações adversas e efeitos colaterais, e informações sobre novas drogas.

As principais dificuldades encontradas para a implantação do CIM são:

- falta de preparo ou formação deficiente do profissional farmacêutico;
- falta de adesão da equipe multiprofissional;
- escassez de fontes e modelos para a implantação;

- dificuldade na troca de informações com a indústria farmacêutica;
- sistema de corpo clínico aberto;
- ausência de integração multiprofissional;
- prontuários médicos com escassez de informações.

Resultados positivos que se verificam após a implantação do CIM:

- amplo arquivo com diversidade de informações;
- constante atualização tecnoterapêutica;
- quanto à padronização: melhoria da racionalidade de prescrição, diminuição de custos etc.

6

ABORDAGEM SOBRE O ERRO COM MEDICAÇÃO NA ÁREA HOSPITALAR

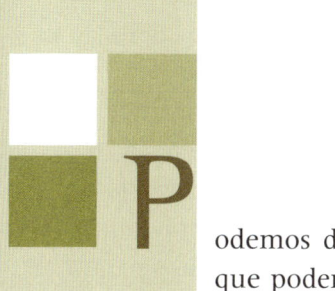

Podemos definir os erros com medicações como eventos que podem causar uma situação inadequada com provável dano ao paciente, mas também como eventos que podem ser evitados.

Muitos dos erros ocorridos com medicamentos geralmente não são detectados, podendo levar a um significado clínico mínimo, mas outros podem trazer sérias consequências à vida do paciente.

Dados na literatura especializada mostram a importância econômica e humanística do impacto produzido pelos erros, além do grande número de erros evitáveis, que acabam contribuindo para o aumento da morbidade e mortalidade dos pacientes.

O cuidado com o uso de medicações deve ser contínuo, devendo fazer parte dos sistemas de saúde, além de envolver todos os profissionais que estejam direta ou indiretamente ligados aos medicamentos.

Os erros com medicamentos podem ocorrer em várias fases do processo hospitalar: prescrição, padronização (seleção), preparo, dispensação e administração dos medicamentos.

Existem dados da experiência hospitalar norte-americana retirados de relatos espontâneos sobre erros com medicações que demonstram que 31% estavam relacionados à equipe de enfermagem, 24% à farmácia e 13% à equipe médica, sendo que o incidente mais comum envolvia uso de medicamento errado devido à confusão provocada pela semelhança entre embalagens, além de informações incompletas, lapsos de memória, falta de conhecimento específico e prescrição incompleta.

Fica evidente que os erros com os medicamentos acontecem em função da deficiência de conhecimentos específicos, da mão-de-obra com pouca qualificação, que muitas vezes pode ser uma estratégia para diminuir custos para o hospital, além dos lapsos de memória, dos problemas com o próprio produto, com a estabilidade dos mesmos, embalagens, nomenclatura, procedimentos, prescrição, com o sistema de dispensação, distribuição e administração, entre outros.

A prevenção de erros com medicações depende de um trabalho complexo, envolvendo toda a equipe multiprofissional de saúde.

O farmacêutico hospitalar possui papel fundamental no desenvolvimento e também na implantação de processos que possam prevenir os erros com medicações. Assim, ele representa papel importante em todas as etapas do processo que envolve o medicamento dentro do hospital. A sua inserção no cuidado ao paciente, junto à equipe multiprofissional, também é muito importante, apesar de ser esta uma abordagem recente. Estudos relatam que existe um impacto muito positivo na redução de erros, na prevenção, nas orientações sobre as medicações e nos custos do tratamento do paciente quando há a inserção do farmacêutico clínico na equipe de saúde.

1. CLASSIFICAÇÃO DOS PRINCIPAIS ERROS COM MEDICAMENTOS

PRESCRIÇÃO

Vários são os erros atrelados a esse item, como por exemplo a escolha incorreta do medicamento (sem checar as contraindicações e fatores relacionados a ocorrências de alergias conhecidas), doses inadequadas, via de administração e velocidade de infusão erradas, além de prescrições ilegíveis.

HORÁRIO

É fundamental que os medicamentos sejam administrados nos horários corretos. Muitos erros ocorrem por administração fora do tempo ou do intervalo predeterminado.

ADMINISTRAÇÃO E DOSES

Muitos erros ocorrem devido à administração de: forma farmacêutica diferente da prescrita; doses administradas pela via incorreta; dose maior ou menor que a prescrita; administração da dose em tempo incorreto, como a velocidade de infusão de um medicamento.

TRANSCRIÇÃO DE PRESCRIÇÃO

A transcrição manual da prescrição médica propicia o erro. Assim, cabe salientar a importância e a vantagem da prescrição eletrônica.

DISPENSAÇÃO DO MEDICAMENTO

Esse erro pode ocorrer no momento de separação da medicação, no processo de preparo da prescrição pela Farmácia.

O sistema de dispensação do medicamento por dose unitária minimiza esses erros, pois exige minuciosa triagem dos medicamentos prescritos, além da conferência da prescrição pelo farmacêutico antes dos medicamentos serem encaminhados ao setor de enfermagem. Cabe salientar que, ao receber as medicações do setor de farmácia, a equipe de enfermagem também deve fazer uma conferência para só então administrar os medicamentos ao paciente.

OUTROS

Não podemos descartar outros fatores, como estresse, fadiga e distrações, que podem levar a erros, uma vez que muitos profissionais da área da saúde conciliam diversas cargas horárias de trabalho em diferentes hospitais.

2. ALGUMAS ESTRATÉGIAS PARA MINIMIZAÇÃO DE ERROS COM MEDICAMENTOS

a. Padronização de processos e efetiva atuação da Comissão de Farmácia e Terapêutica (CFT).

b. Protocolos (por escrito) e checklist das rotinas e dos processos.

c. Simplificação dos processos e das rotinas.

d. Treinamentos constantes e acesso da equipe de saúde às informações ("educação continuada").

e. Não confiar cegamente na memória (podem ocorrer "lapsos de memória").

f. Reduzir improvisos e mudanças de turno de trabalho.

g. Estimular a automação dos processos com toda a equipe de saúde (principalmente com os prescritores).

O farmacêutico clínico é fundamental no processo de minimização de erros ao paciente, uma vez que suas funções interferem tanto no aspecto administrativo quanto no clínico, sendo peça-chave na orientação da estruturação de processos que possam melhorar os serviços aos pacientes, como, por exemplo, a implantação de serviços de informações sobre medicamentos, de um sistema informatizado de prescrição eletrônica e adequação dos sistemas de dispensação de medicamentos por características setoriais.

No entanto, a política organizacional dos procedimentos para a prevenção dos erros no âmbito hospitalar deve envolver não apenas o serviço de farmácia, mas também outros serviços, como a medicina e a enfermagem.

7

PRESCRIÇÃO MÉDICA ELETRÔNICA

1. A INFORMATIZAÇÃO NA ÁREA HOSPITALAR

Atualmente, os sistemas de informatização são utilizados com pouca frequência nos processos hospitalares no Brasil.

Sabe-se que existe um grande impacto na qualidade dos serviços de farmácia quando estes possuem os processos de utilização de medicamentos já informatizados. Portanto, a informatização é uma ferramenta que deve ser utilizada para a redução de eventos adversos e erros com medicamentos, embora sejam poucos os hospitais brasileiros que já possuem um sistema de prescrição eletrônica.

O sistema de identificação por código de barras para medicamentos, materiais médicos hospitalares (correlatos) e pacientes, apesar de ter um custo elevado, pode reduzir erros com medicações, podendo agregar informações de extrema importância, como a entrada do medicamento no hospital, o controle das validades e dos lotes no armazenamento, além da dispensação dos medicamentos e da administração, que envolve a equipe de enfermagem.

Existe um vasto volume de informações sobre medicamentos, uma vez que o mercado nacional apresenta aproximadamente mil e quinhentos fármacos e seis mil marcas, representando cerca de quinze mil apresentações comerciais. Assim, torna-se impossível que os farmacêuticos e demais profissionais da saúde consigam evitar erros relacionados com os medicamentos se não tiverem à disposição um banco de dados com fontes de informação eletrônica ou um sistema informatizado.

Estudos epidemiológicos indicam que muitos erros com medicamentos relacionam-se às prescrições de medicamentos e que as estratégias para prevenção desses erros devem basear-se no desenvolvimento e na implantação de um sistema informatizado de prescrição médica eletrônica.

2. A PRESCRIÇÃO MÉDICA ELETRÔNICA

A prescrição médica eletrônica baseia-se na utilização de um programa de computador que permite à equipe médica prescrever todas as suas decisões clínicas e medicamentosas no computador, substituindo, assim, as decisões escritas no papel.

Os sistemas de prescrição médica eletrônica apresentam vantagens, uma vez que as prescrições são padronizadas, completas e legíveis, diminuindo assim os erros. Muitos sistemas oferecem apoio aos prescritores por meio de recursos que auxiliam na decisão clínica e terapêutica.

Dados referentes a reações adversas, alergias, padronizações de doses, vias de administração, medicações que podem interferir em exames laboratoriais, interações entre medicamentos, interações com alimentos, entre outros, podem auxiliar os prescritores, fazendo com que haja mais rigor no processo de prescrição e, consequentemente, melhorando a qualidade da terapêutica ao paciente.

É notório que a prescrição médica eletrônica melhora a qualidade dos processos com medicamentos, modernizando e simplificando os sistemas convencionais, que geralmente envolvem um grande número de pessoas, registros manuais e atrasos em muitas das tarefas.

ALGUMAS DAS PRINCIPAIS VANTAGENS DA IMPLEMENTAÇÃO DE UM SISTEMA INFORMATIZADO DE PRESCRIÇÃO ELETRÔNICA NO HOSPITAL

a) Melhor segurança com os dados sobre os medicamentos.

b) Facilidade ao prescritor de "cruzar" informações entre os medicamentos a serem prescritos (doses, interações, posologias, vias de administração etc.).

c) Acesso à padronização de medicamentos, dietas, nutrições parenterais, protocolos quimioterápicos, hemoderivados, além da padronização de formulários e rotinas a serem seguidas pelo hospital.

d) Diminuição das incompatibilidades de medicamentos aos pacientes.

e) Rapidez e simplificação do processo de prescrição.

f) Redução dos custos das medicações.

g) Facilidade ao prescritor de "cruzar" informações sobre os medicamentos a serem prescritos com exames radiológicos e laboratoriais.

h) Legibilidade da prescrição.

i) Facilidade de armazenar os dados dos prontuários de cada paciente.

j) Diminuição de erros relacionados a medicamentos.

k) Melhora da qualidade das prescrições.

l) Redução do tempo gasto com transcrição de prescrições, digitação de requisições.

m) Maior integração dos processos exigidos pelo hospital com os profissionais envolvidos.

n) Facilidade do acompanhamento e da intervenção no uso de antimicrobianos.

o) Possibilidade de estabelecer estatísticas de uso de medicamentos por classe terapêutica, especialidade médica, paciente, consumo, entre outras.

p) Possibilidade de estabelecer auditoria em todas as fases do processo da prescrição.

q) Maior controle no registro de medicamentos sob controle especial.

r) Maior integração entre os profissionais envolvidos, entre eles médicos, farmacêuticos, enfermeiros, com diminuição de desgaste pelo não cumprimento de algum preenchimento ou extravio de documentação em papel.

s) Melhor terapêutica aos pacientes, uma vez que diminuem os riscos de prejuízos à saúde dos mesmos.

t) Redução de erros e custos com medicamentos e processos hospitalares, melhorando a qualidade da atenção à saúde dos pacientes.

Apesar das diversas vantagens que a implementação de um sistema informatizado de prescrição médica eletrônica traz à instituição hospitalar e consequentemente à saúde dos pacientes, não podemos deixar de considerar as dificuldades dessa implementação.

Cabe salientar que os motivos das dificuldades no desenvolvimento desse sistema são variados e estão voltados principalmente à:

- Falta de capacitação dos profissionais na área de informática.
- Situação financeira instável dos setores de saúde.
- Falta de rigor e padronização dos processos, que muitas vezes são indefinidos nos hospitais, levando à dificuldade de serem informatizados.
- Rejeição pela equipe de saúde da inovação de processos e da adequação a novos critérios por meio de educação continuada.

ALGUMAS SUGESTÕES PARA O DESENVOLVIMENTO E A IMPLANTAÇÃO DA PRESCRIÇÃO MÉDICA ELETRÔNICA

- Desenvolvimento do sistema de informatização (projeto).
- Equipe multidisciplinar de saúde envolvida (padronização das rotinas e dos processos).
- Montagem de um *software* específico.

- Implantação gradativa por enfermaria.
- Educação continuada: treinamento e suporte técnico aos usuários do hospital.
- Avaliação da implantação setorial e correções específicas.

EXEMPLO DE FUNCIONAMENTO DO SISTEMA

O prescritor informa o seu nome e a senha (como usuário do sistema).

Automaticamente, o sistema acionará os programas que o usuário pode acessar (por motivos de segurança).

O prescritor deverá informar o registro do paciente para dar início à prescrição.

Os dados do paciente aparecerão na tela (pois devem ser informados, no momento da internação): dados pessoais como nome e sobrenome, sexo, idade, cor e também os dados específicos de internação, como quarto, leito, enfermaria.

Outros dados mais específicos deverão ser preenchidos pelo prescritor, como altura, peso, sinais vitais (pulso, temperatura, pressão arterial e frequência respiratória) do paciente.

A partir das informações específicas, o sistema apresenta ao prescritor as várias opções de prescrição, como prescrição de medicamentos, de hemoderivados, de dietas, dos cuidados médicos.

Ao finalizar a prescrição, o sistema mostra ao prescritor tudo o que fora prescrito, sinalizando possíveis incompatibilidades, para que se tenha uma visão geral de todos os itens prescritos.

Após a análise do prescritor com os dados mostrados pelo sistema, a prescrição pode ser gravada como definitiva, podendo ser impressa para ser anexada ao prontuário do paciente.

Cabe salientar que é notória a deficiência dos sistemas de informatização nos processos hospitalares na maioria dos hospitais brasileiros. Porém, alguns hospitais universitários já possuem uma experiência concreta de prescrição médica eletrônica, que pode ser reconhecida como exemplo para adaptação de outros hospitais que pretendem implantá-la.

A tendência futura é que as instituições hospitalares possam transformar esse processo, modernizando e transformando tanto o aspecto gerencial quanto o pensamento dos profissionais da área da saúde, para que a tecnologia da prescrição médica eletrônica possa ser implementada em grande parte dos hospitais brasileiros.

8

Sistemas de Distribuição de Medicamentos

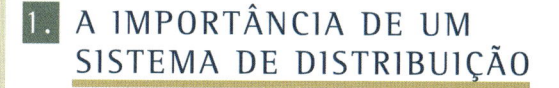

1. A IMPORTÂNCIA DE UM SISTEMA DE DISTRIBUIÇÃO

Um sistema de distribuição de medicamentos deve ser *racional, eficiente, econômico, seguro* e deve estar de acordo com o esquema terapêutico prescrito. Quanto maior a eficácia do sistema de distribuição, mais garantido será o sucesso da terapêutica e da profilaxia instauradas no hospital.

O sistema a ser escolhido e implantado no hospital pelo profissional farmacêutico deve seguir alguns critérios, de acordo com os aspectos relacionados a seguir.

ASPECTOS ADMINISTRATIVOS

Para haver racionalidade e eficácia na distribuição, é fundamental que o setor de compras esteja diretamente envolvido no processo. Além disso, são aspectos importantes: o controle de estoque, a padronização, o envolvimento de recursos humanos treinados e capacitados para o exercício das funções e o controle da qualidade de todos os processos abordados. É de extrema importância que se consiga atender a todas as áreas do hospital.

ASPECTOS ECONÔMICOS

O farmacêutico deve sempre estar atento às condições econômicas vigentes no país, pois as instituições hospitalares sofrem interferências tanto da política econômica nacional como da sua própria economia. O farmacêutico, portanto, deve se preocupar com custos e receita.

Para alguns administradores hospitalares, contratar profissionais menos especializados e menos experientes ainda é considerada uma vantagem no aspecto econômico. Por isso, muitas vezes a administração opta pela contratação de dois profissionais menos qualificados e mais "baratos" para a empresa, em lugar de um profissional mais qualificado. Embora tal ideologia ainda seja comum, muitas empresas têm percebido que a melhor opção é exatamente a contrária, pois, com o tempo, a mão-de-obra mais barata pode acarretar gastos muito maiores ou até mesmo erros danosos para o hospital e/ou para a vida dos pacientes.

2. OBJETIVOS DE UM SISTEMA DE DISPENSAÇÃO DE MEDICAMENTOS SEGUNDO A ORGANIZAÇÃO PAN-AMERICANA DE SAÚDE

1. *Reduzir erros de medicação.*
   Os principais erros são: incorreta transcrição da prescrição, erros de via de administração, erros de forma farmacêutica, falha no planejamento terapêutico.

2. *Racionalização da distribuição.*
   Ou seja, facilitar a administração dos fármacos por uma dispensação ordenada, segundo horários e pacientes, em condições adequadas para a pronta administração dos medicamentos pela enfermagem.

3. *Aumentar o controle sobre os medicamentos.*
Para que o controle seja eficaz, é preciso que o farmacêutico tenha acesso às informações sobre o paciente (idade, peso, diagnóstico, medicamentos prescritos), o que permite melhor avaliação da prescrição médica e monitorização da farmacoterapia. A informação detalhada pode alertar para eventuais reações adversas, interações medicamentosas, melhores horários de absorção de determinados medicamentos e, até mesmo, para o não cumprimento do plano terapêutico.

4. *Reduzir os custos com medicamentos.*
Para isso, preconiza-se que a dispensação deva ser diferenciada por paciente e para um período de 24 horas. Dessa forma, ocorrerá naturalmente a diminuição do custo de estoque, a diminuição dos gastos com doses excedentes e a melhora do controle de estoque e faturamento.

5. *Aumentar a segurança para os pacientes.*
A segurança só será obtida pelo somatório dos itens anteriores: adequação da terapêutica, redução de erros, racionalização da distribuição e aumento de controle de medicamentos e materiais.

3. REQUISITOS IMPORTANTES PARA A IMPLANTAÇÃO DE UM SISTEMA DE DISPENSAÇÃO DE MEDICAMENTOS

Vários fatores devem ser analisados em conjunto para que se garanta o sucesso da implantação de um sistema de dispensação na área hospitalar, como:

- o tipo do hospital (público ou privado);
- o tipo de serviço prestado (geral ou especializado);

- recursos disponíveis (humanos, materiais e econômicos).

É muito importante que se elabore um *projeto de implantação* por escrito, para que fique documentado e seja discutido e aprimorado conforme as necessidades do hospital. É bom lembrar de que cada instituição possui características próprias, e que, portanto, ninguém melhor que o farmacêutico atuante naquele hospital para desenvolver um projeto em consonância com sua realidade.

Salientamos que *quanto mais se planeja, menor é o número de ações corretivas após a implantação* – sendo o contrário igualmente verdadeiro. Assim, para que se efetue uma implantação de fato, é preferível dispender mais tempo na análise e no planejamento.

TIPOS DE SISTEMA DE DISPENSAÇÃO

Podemos classificar os sistemas de dispensação de medicamentos nos seguintes tipos:

- coletivo;
- individualizado (direto ou indireto);
- dose unitária;
- misto (quando, no mesmo hospital, adota-se mais de um tipo de sistema).

Para selecionar o sistema que mais se adapta às condições do hospital, é essencial conhecer o fundamento de cada um deles. O importante é ter em mente que o sistema a ser implantado dependerá do setor e do tipo de paciente aos quais se destina a medicação. Por exemplo: o sistema de dose unitária é o mais eficaz para o setor de internação, mas não para o centro cirúrgico.

Para que fique mais claro, detalhamos a seguir a dinâmica de cada sistema, com suas vantagens e desvantagens.

Sistema Coletivo

O sistema coletivo apresenta mais desvantagens que vantagens, uma vez que a farmácia participa muito pouco de todo o processo, o que gera consequências que oneram tanto o hospital como o paciente.

Segue abaixo o fluxograma desse sistema:

1. O médico faz a prescrição;
2. A enfermagem transcreve as prescrições, reunindo as de todos os pacientes;
3. O pedido é encaminhado em nome da unidade (ou setor) apropriada;
4. A farmácia separa materiais e medicamentos (mat/med) em suas embalagens originais;
5. A enfermagem recebe o pedido e armazena os itens na enfermaria;
6. A enfermagem separa o pedido por paciente e por dose e a administra.

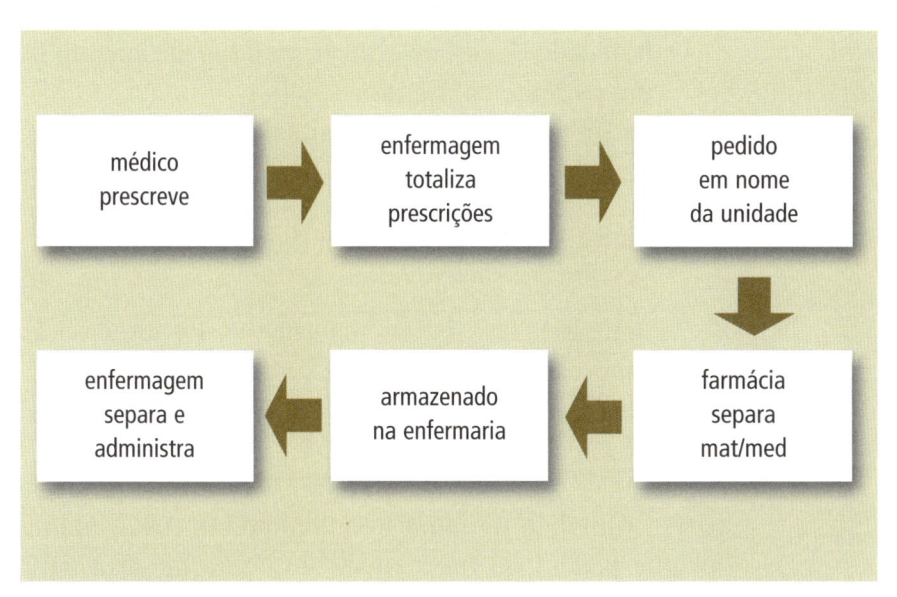

SISTEMA COLETIVO

"Vantagens":

- facilidade de acesso aos medicamentos para uso imediato;
- pouco volume de requisições à farmácia;
- recursos humanos e infraestrutura da farmácia reduzidos;
- ausência de investimento inicial.

Desvantagens:

- ausência do farmacêutico na equipe de saúde;
- mínimas atividades de devolução à farmácia;
- aumento do potencial de erros de medicação (doses, formas farmacêuticas, horários de administração etc.), uma vez que os medicamentos são dispensados em suas embalagens originais;
- perdas econômicas decorrentes da falta de controle:
  - estoques espalhados pelo hospital e sem controle;
  - perda do medicamento por validade;
  - acondicionamento não adequado dos medicamentos;
  - facilidade de desvio e/ou troca de medicamento de um paciente para outro;
  - possibilidade de contaminação;
  - tempo excessivo gasto pela enfermagem para separar a medicação, em vez de dar assistência aos pacientes.

As muitas falhas do sistema coletivo de dispensação resultam do fato de a assistência farmacêutica ser praticamente nula e de o serviço de enfermagem acabar assumindo o papel da farmácia.

Assim, a ausência de investimento, que a princípio parece vantajosa, termina se refletindo em custos indiretos que podem ser irreversíveis do ponto de vista tanto econômico como técnico, comprometendo a qualidade, o controle e a segurança do esquema terapêutico oferecido ao paciente.

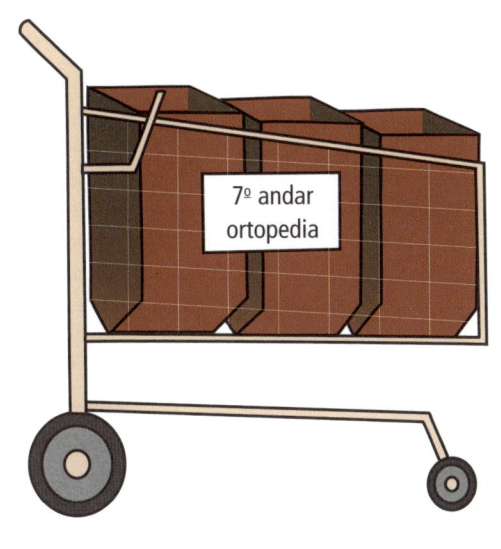

SISTEMA COLETIVO

Sistema Individualizado

Esse sistema já apresenta mais vantagens que o anterior, desde que o farmacêutico participe do processo. No entanto, ainda há falhas a serem sanadas.

Segue abaixo o fluxograma do sistema individualizado:

1. O médico faz a prescrição em duas vias (sistema individualizado direto, pois a farmácia tem acesso à prescrição) ou prescreve em apenas uma via e a enfermagem a transcreve (sistema individualizado indireto, pois a farmácia não tem acesso à prescrição médica);
2. A farmácia recebe a prescrição médica (ou a cópia transcrita pela enfermagem);
3. A farmácia separa os materiais e medicamentos por paciente e leito (para um período de 24 horas), e sela os medicamento e dá baixa no estoque dos medicamentos separados;
4. O farmacêutico confere a prescrição e a separação dos itens, antes de encaminhá-los ao setor;
5. A enfermagem recebe as tiras seladas, contendo os medicamentos, e separa a dosagem a ser administrada ao paciente;

6. Depois de 24 horas, a enfermagem faz a devolução dos medicamentos não administrados.

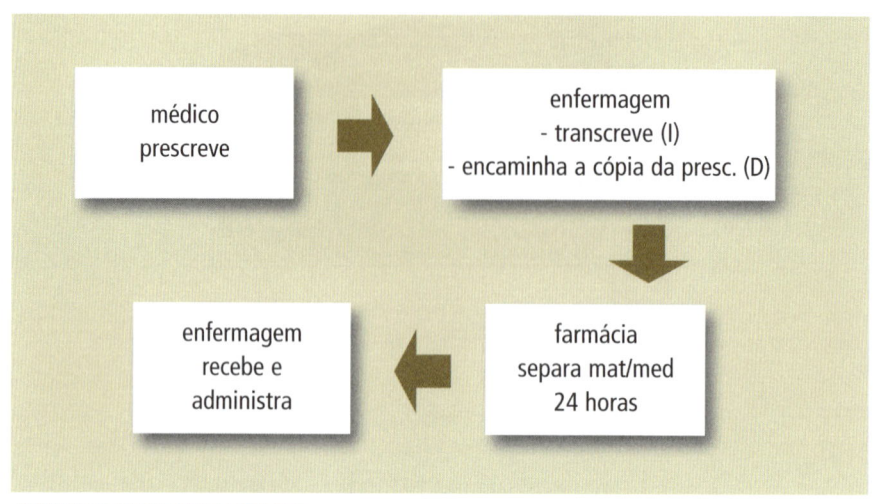

SISTEMA INDIVIDUALIZADO

Vantagens:

- redução de estoques periféricos nos setores;
- atendimento da medicação para 24 horas;
- diminuição do número de erros quanto à medicação quando se tem acesso à prescrição médica (sistema individualizado direto);
- possibilidade de devolução à farmácia do que não foi utilizado;
- redução do tempo gasto pela enfermagem na separação dos medicamentos por paciente (apesar de ter que separar as doses);
- atuação do profissional farmacêutico.

Desvantagens

- o potencial de erros com medicamentos ainda é alto;
- o tempo gasto pela enfermagem para separar as dosagens por paciente;
- falta de controle efetivo do estoque e faturamento.

Existem alguns aspectos que, embora possam ser considerados desvantagens pela administração do hospital, são, do ponto de vista técnico, essenciais à melhoria de todo o sistema de dispensação. São eles:

- aumento de recursos humanos e de infraestrutura da farmácia;
- investimento inicial (com maquinário, como computadores, máquina de código de barras, seladoras etc.);
- aumento das atividades da farmácia;
- funcionamento ininterrupto (24 horas) da farmácia.

O que foi descrito até aqui evidencia que o sistema individualizado representa um avanço na conquista de garantia e segurança quanto à prescrição. Por isso, muitos farmacêuticos optam por esse sistema antes de implantar a dose unitária, sistema descrito a seguir. Atualmente, o sistema de dose unitária é o que mais responde aos objetivos da dispensação: racionalidade, eficiência, economia e segurança.

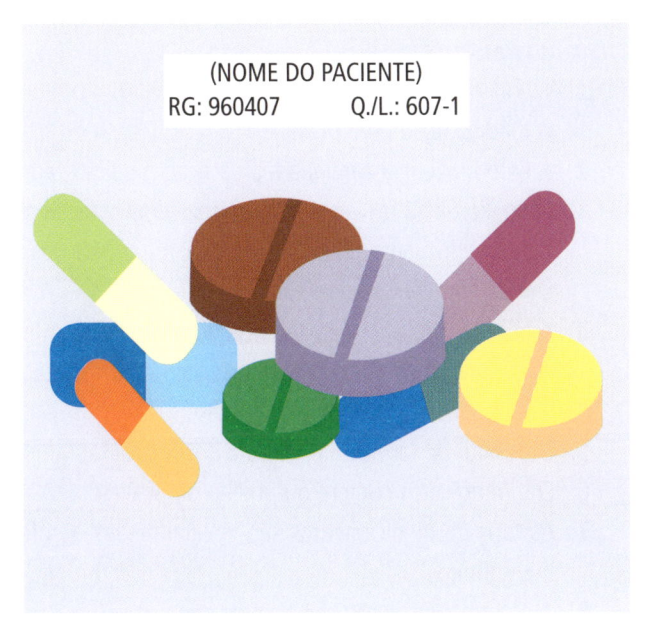

SISTEMA INDIVIDUALIZADO

Sistema de Dose Unitária

Como já citado, a dose unitária é o melhor sistema de distribuição de medicamentos aos pacientes internados, pois garante todos os objetivos de acordo com o esquema terapêutico prescrito.

Os medicamentos são dispensados unitariamente, nas doses certas, acondicionados em tiras plásticas lacradas com o nome e o leito do paciente, contendo o horário de administração ao paciente. Assim, a medicação é encaminhada ao *paciente certo*, na *dose certa*, no *horário certo*.

Esse sistema tem como principais objetivos:

- racionalizar a terapêutica, diminuindo custos sem reduzir a qualidade da dispensação;
- garantir que os medicamentos prescritos cheguem ao paciente de forma segura e higiênica, garantindo a eficácia do esquema terapêutico prescrito.

Segue abaixo o fluxograma do sistema de dose unitária:

1. O médico faz a prescrição;
2. A enfermagem encaminha a prescrição médica – em cópia por carbono, xerox ou fax – para a farmácia (uma possibilidade é a farmácia ter um mensageiro que recolha as prescrições em horário já combinado com a enfermagem);
3. A farmácia faz a triagem (análise dos horários de administração dos medicamentos, quantidade, doses etc.) da prescrição;
4. O farmacêutico analisa a prescrição;
5. O auxiliar de farmácia prepara a dose unitária;
6. O farmacêutico confere o trabalho do auxiliar;
7. As tiras de medicamentos são encaminhadas à enfermagem, pelo mensageiro;
8. A enfermagem recebe as tiras de cada paciente, confere a medicação e a administra.

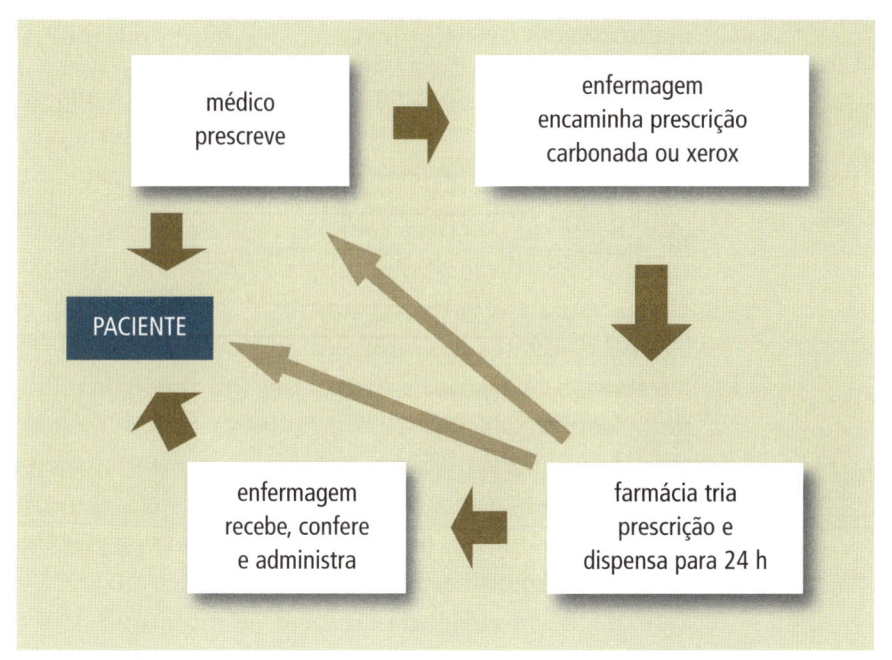

DOSE UNITÁRIA

Para que esse sistema dê certo e apresente resultados positivos, alguns pontos importantes devem ser observados:

- antes de ser adotada, a dose unitária precisa ser muito bem planejada, para que se reduza o número de ações corretivas no final do processo;
- todas as pessoas envolvidas devem ser treinadas para o processo: médicos, enfermagem, auxiliares de farmácia, membros da administração etc.;
- o farmacêutico, obrigatoriamente, deve fazer a última conferência das tiras lacradas, antes de encaminhá-las à enfermagem; assim, possibilita-se a análise da prescrição, garantindo-se dosagens corretas, diminuição de interações medicamentosas e adequação do horário de melhor absorção dos medicamentos ao paciente;
- é imprescindível que as equipes de farmácia e enfermagem estejam trabalhando em consonância para que o

maior beneficiado seja o paciente – harmonia muitas vezes ausente em decorrência da falta de treinamento e de bom senso;

- é muito importante que a enfermagem confira as tiras tão logo sejam enviadas do serviço de farmácia; em caso de erro, o fato deve ser notificado à farmácia ainda com as tiras lacradas, para que o setor efetue a correção o mais breve possível;
- os medicamentos psicotrópicos podem ter dispensação diferenciada na própria tira ou em tira separada; contudo, sempre deverão ser cumpridas as normas da Portaria n. 344/98 da Vigilância Sanitária (portaria vigente), seguindo-se receituário médico ou até mesmo a própria prescrição, devidamente assinada, legível e com CRM do respectivo prescritor, de acordo com a autorização da vigilância sanitária do município.

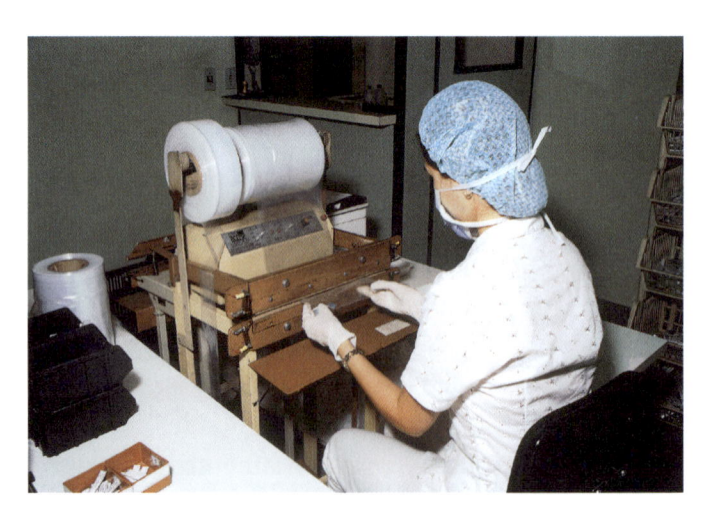

Figura 2

Exemplo de unitarização de comprimidos na máquina seladora – fase que antecede a colocação do código de barras.

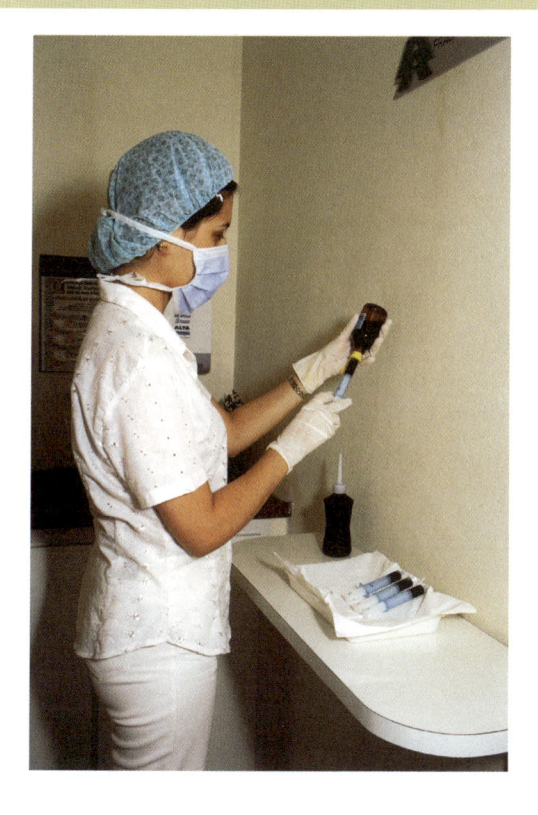

Figura 3

Exemplo de fracionamento de líquidos – fase que antecede a colocação do código de barras.

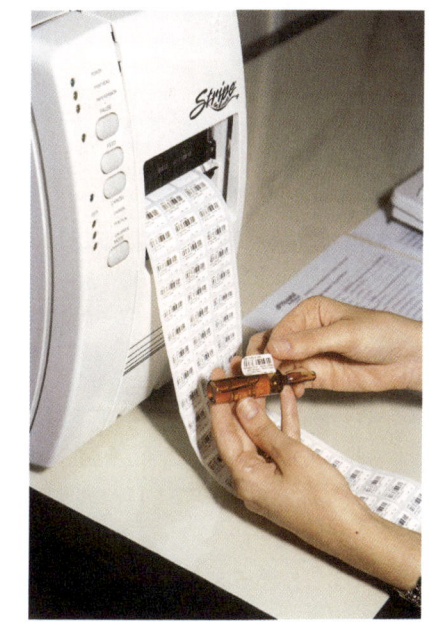

Figura 4

Exemplo de máquina de produção de etiquetas para código de barras – etiquetas contendo código de barras do produto, nome do medicamento ou correlato, lote, forma farmacêutica, dosagem, data de validade.

Linha de produção da dose unitária: exemplo de rotina da farmácia

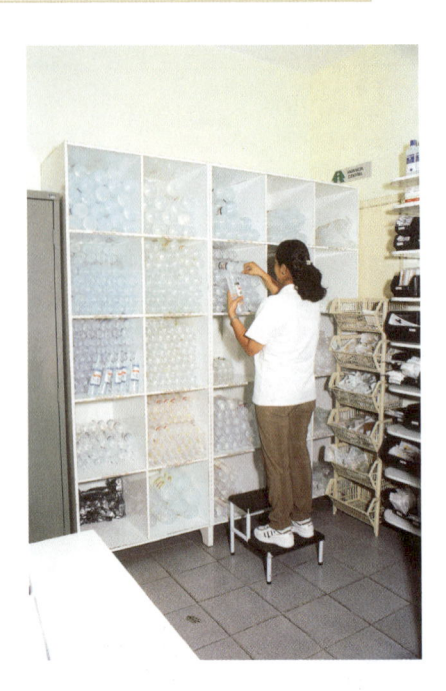

Figura 5

Separação de medicamentos, soros, materiais correlatos, após triagem de prescrição médica.

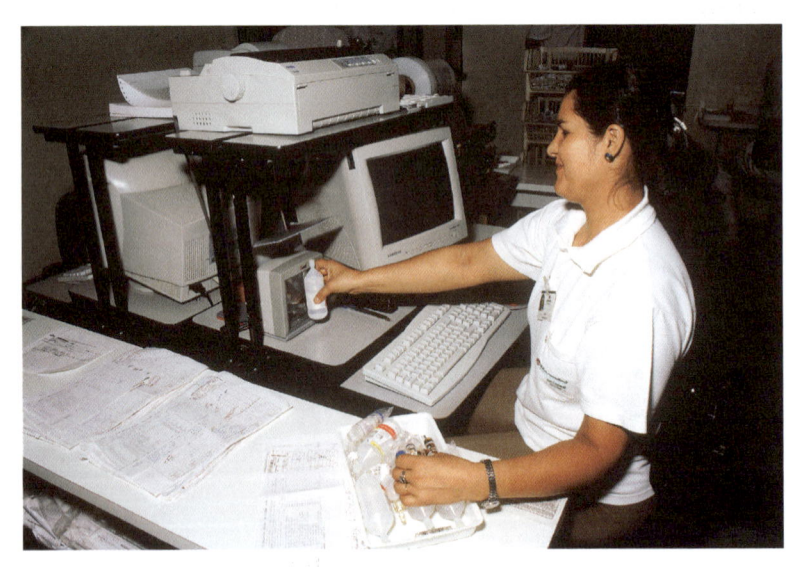

Figura 6

Cobrança através do código de barras, na conta do paciente – o estorno da devolução segue o mesmo processo.

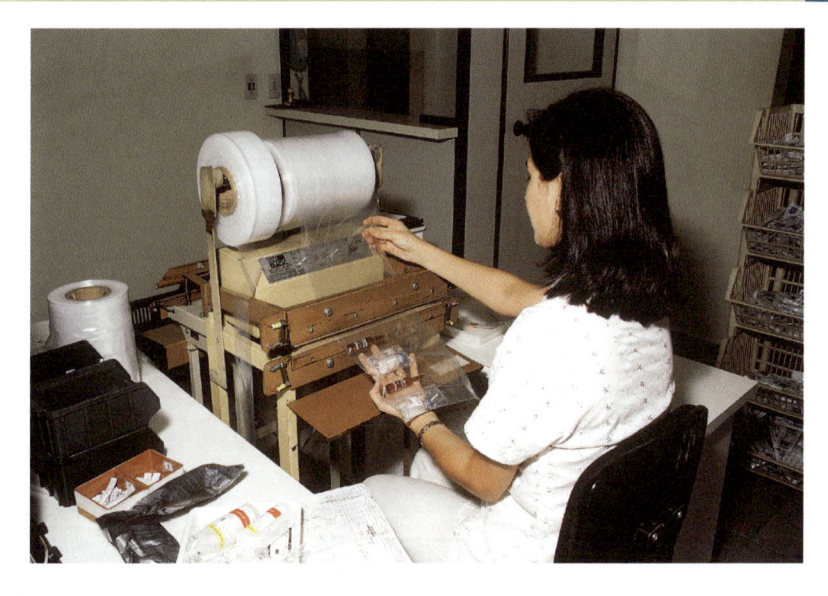

Figura 7

Confecção da tira de dose unitária na máquina seladora.

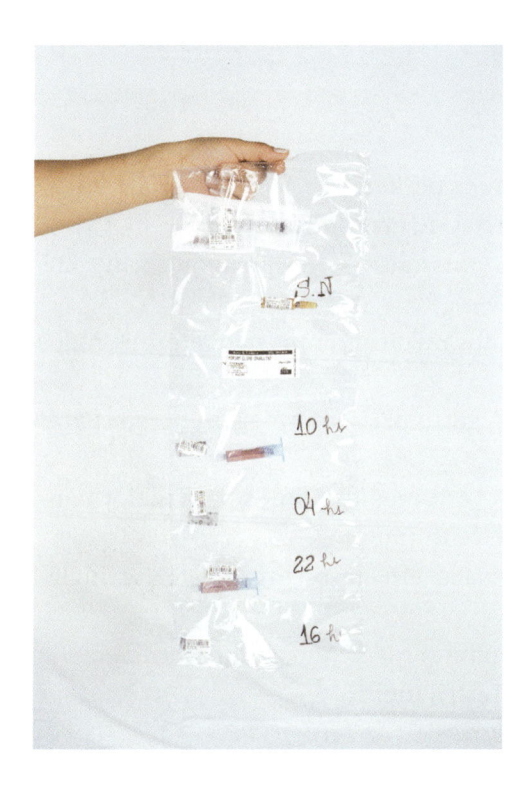

Figura 8

Exemplo de tira de dose unitária já confeccionada.

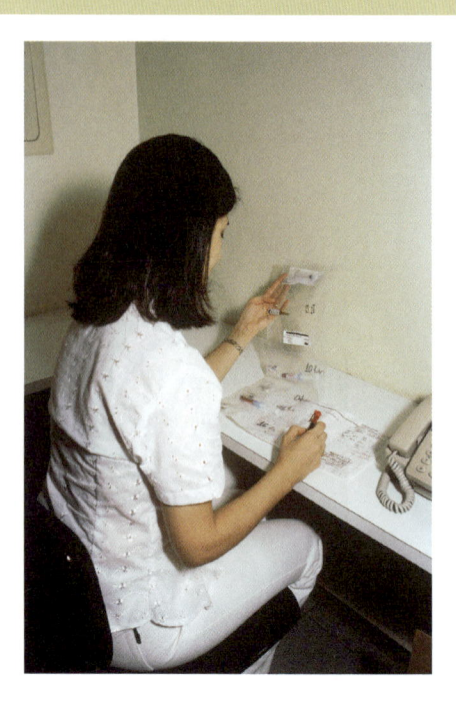

Figura 9
Conferência da tira de dose unitária pelo farmacêutico, para ser encaminhada ao paciente.

Vantagens

- ausência de estoques periféricos;
- redução do potencial de erros de medicação;
- atuação efetiva e dinâmica do profissional farmacêutico;
- maior devolução dos medicamentos não administrados à farmácia;
- redução do tempo gasto pela enfermagem para separar medicação;
- redução de custos com medicamentos pelo maior controle de estoque e faturamento;
- medicação dispensada em doses organizadas e higiênicas;
- maior segurança para o médico, para a enfermagem e, sobretudo, para o paciente;
- funcionamento dinâmico da farmácia.

"Desvantagens"

- aumento de recursos humanos e infraestrutura da farmácia;
- investimento necessário ao início do sistema;
- aumento das atividades na farmácia;
- aquisição de materiais e equipamentos especializados.

Do ponto de vista técnico, as aparentes desvantagens seriam, na realidade, condições necessárias à adequação e melhoria do sistema, ou seja, as ditas "desvantagens" acabam compensadas pela amplitude de resultados positivos.

Finalizando, é importante entender o sistema de dose unitária como uma *linha de produção*, na qual todos os passos são minuciosamente acompanhados, controlados e conferidos pelo farmacêutico, garantindo a eficiência operativa e a segurança do paciente.

(NOME DO PACIENTE)

RG: 960407   Q./L.: 607-1

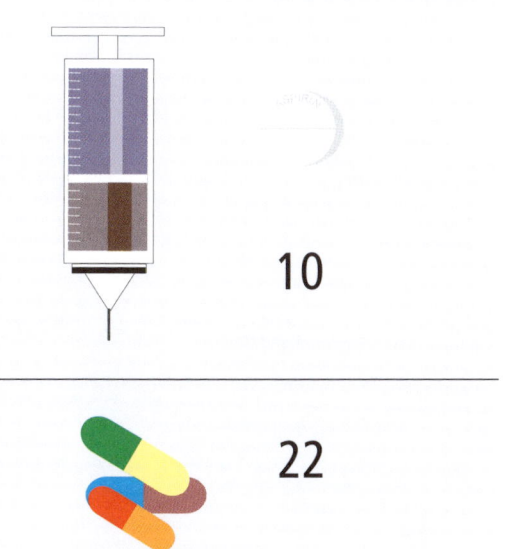

DOSE UNITÁRIA

9

FARMÁCIAS-SATÉLITES: SERVIÇOS ESPECIALIZADOS EM DISPENSAÇÃO DE MATERIAIS E MEDICAMENTOS

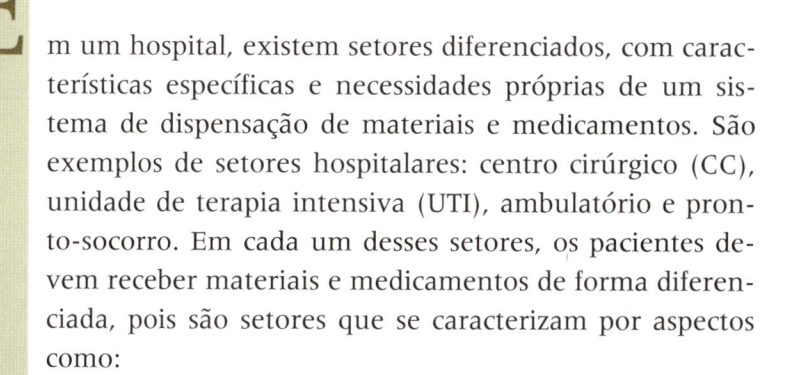

m um hospital, existem setores diferenciados, com características específicas e necessidades próprias de um sistema de dispensação de materiais e medicamentos. São exemplos de setores hospitalares: centro cirúrgico (CC), unidade de terapia intensiva (UTI), ambulatório e pronto-socorro. Em cada um desses setores, os pacientes devem receber materiais e medicamentos de forma diferenciada, pois são setores que se caracterizam por aspectos como:

- estoques elevados de materiais e medicamentos sem controle efetivo (por exemplo: fios cirúrgicos, no CC; sondas, seringas e agulhas, na UTI);
- o consumo, tanto de materiais como de medicamentos, é excessivo;
- o custo unitário do que é consumido é alto;
- o uso inadequado de alguns itens determina a ocorrência de desperdícios;
- muitos itens necessitam de cuidados especiais no armazenamento e no controle.

Portanto, nesses setores, há a necessidade de efetiva assistência farmacêutica.

Podemos conceituar *farmácia-satélite* como farmácia localizada no próprio setor da dispensação com a finalidade de estocar adequadamente materiais e medicamentos e de proporcionar assistência farmacêutica efetiva e direta.

Para melhor exemplificar, mostraremos os passos de implantação de uma farmácia-satélite em um centro cirúrgico.

O *centro cirúrgico* – setor no qual os pacientes permanecem apenas o tempo necessário para a intervenção cirúrgica – localiza-se em área isolada no hospital, onde se tenha bom planejamento de circulação dos recursos humanos que exercerão as técnicas cirúrgicas e assépticas já conhecidas e também de aprimoramento das diferentes clínicas do hospital.

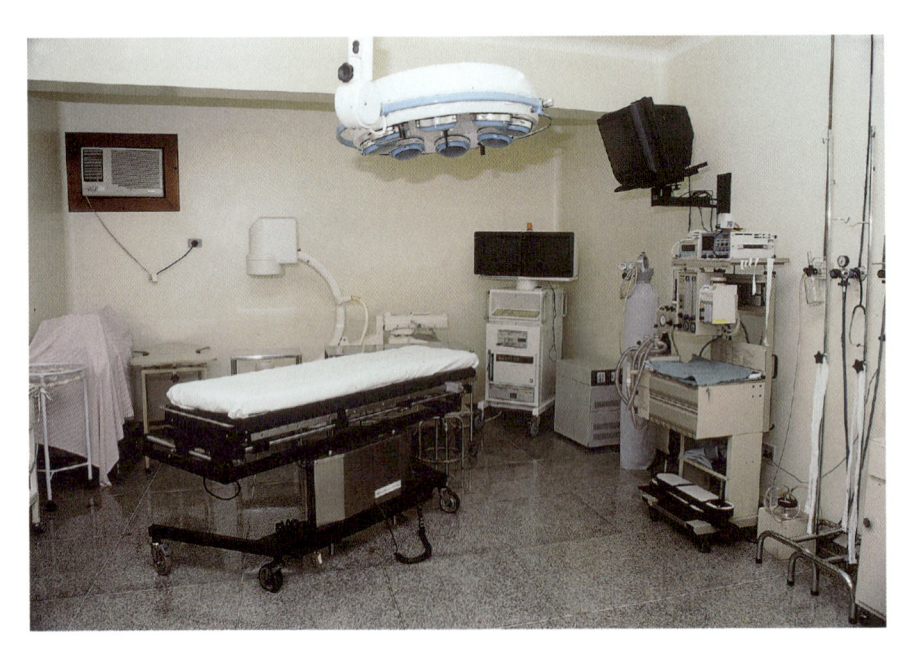

Figura 10

Exemplo de sala cirúrgica: realização dos procedimentos invasivos.

Para a implantação de uma farmácia-satélite nesse setor, é importante que se conheçam suas características principais, como:

- número de salas no centro cirúrgico;
- número de salas no centro obstétrico;
- número de cirurgias e números de partos por mês;
- analisar a planta física do setor junto com um engenheiro.

A análise dos *critérios de escolha* desse setor também é muito importante. Quanto ao centro cirúrgico, podemos citar:

- geralmente apresenta estoque periférico elevado de fios, agulhas, seringas, soros etc.;
- consumo excessivo de materiais;
- alto custo unitário de válvulas, cateteres, clips de aneurisma etc.;
- armazenamento inadequado de materiais e medicamentos;
- necessidade de assistência farmacêutica efetiva.

Antes de efetuar a implantação:

- o farmacêutico deve visitar o setor, para conhecer e acompanhar a rotina e, posteriormente, fazer um projeto de melhoria e adequação da área. Um recurso de grande auxílio é a documentação fotográfica do setor antes do início do projeto;
- é essencial a escolha de um local de fácil acesso a toda a equipe. Se o centro cirúrgico e o centro obstétrico localizam-se na mesma área, é importante a farmácia situar-se em local estratégico aos dois setores;
- deve-se fazer a escolha do tipo de sistema de dispensação: a sugestão seriam os *kits cirúrgicos*.

O próximo passo é a elaboração dos *kits*, em conjunto com as equipes médicas. Essa etapa é concluída em médio ou longo prazo e, portanto, o ideal é que seja iniciada junto com a elaboração do planejamento da área física.

A elaboração dos *kits* segue um padrão muito parecido com o da padronização de medicamentos. Assim, deve ser montada uma equipe responsável pela análise dos *kits*; a presença do farmacêutico é imprescindível, além do chefe de cada equipe cirúrgica, juntamente com a direção clínica do hospital, da enfermagem e também do clínico responsável pelo centro cirúrgico.

De acordo com a clínica cirúrgica à qual se destinam,os *kits* recebem sua denominação, como por exemplo:

- *kit* postectomia (Cirurgia Infantil);
- *kit* laparotomia exploradora (Cirurgia Geral);
- *kit* histerectomia (Ginecologia);
- *kit* safenectomia (Cirurgia Vascular);
- *kit* fêmur (Ortopedia);
- *kit* facectomia (Cirurgia Oftalmológica);
- *kit* correção de cicatriz (Cirurgia Plástica);
- *kit* parto normal (Ginecologia e Obstetrícia);
- *kit* cesariana (Ginecologia e Obstetrícia);
- *kit* anestesia geral (Clínica de Anestesiologia);
- *kit* anestesia peridural (Clínica de Anestesiologia);
- *kit* psicotrópicos.

Vale salientar que os nomes dos *kits* não seguem um padrão, ou seja, a equipe de elaboração dos *kits* deve escolher o melhor nome para cada cirurgia, de acordo com as diversas cirurgias realizadas pelas diferentes equipes do hospital. Não é aconselhável nomear o *kit* com o nome do médico que o utilizará (por exemplo: *kit* do dr. X), pois poderá ocasionar problemas se outros médicos quiserem que se padronizem os *kits* personalizados de acordo com a técnica cirúrgica de cada um.

Como esse é um processo minucioso e demorado, o ideal é que, enquanto o hospital faz a adequação da área física, o farmacêutico atue na elaboração dos *kits* com as diferentes clínicas e, ao mesmo tempo, inicie o treinamento da equipe farmacêutica que irá atuar na farmácia-satélite do centro cirúrgico (FSCC). A rotina a ser executada, além da estrutura operacional e do horário de funcionamento da farmácia-satélite, deverá estar documentada para ser seguida por todos do setor.

Outro item importante para a determinação da rotina da farmácia-satélite é a elaboração de um *mapa cirúrgico* contendo os dados importantes, para que os *kits* sejam montados pela equipe de farmácia. Esse mapa deverá conter: horário da cirurgia, nome do paciente, número da sala cirúrgica, nome da clínica, nome do *kit,* espaço para a circulante assinar a retirada e devolução do *kit.* Por exemplo:

MAPA CIRÚRGICO
DATA: ____/ ____/ _____

HORÁRIO	PACIENTE	SALA	CLÍNICA	*KIT*	RETIRADA	DEVOLUÇÃO
1.						
2.						
3.						
4.						
5.						
etc.						

Dando continuidade ao processo de implantação, devemos lembrar que o ideal é que o faturamento seja informatizado e realizado diretamente na unidade satélite. Para isso, deve-se incluir no planejamento a aquisição de computador.

A rotina idealizada após a implantação ficaria da seguinte forma:

1. O mapa cirúrgico é encaminhado à farmácia-satélite um dia antes da cirurgia eletiva (agendada).

2. Os funcionários da farmácia manipulam os *kits* de cada cirurgia por clínica (de acordo com a padronização implantada pelas clínicas, que deverá ser mantida em uma pasta na farmácia), identificando o nome do paciente e o horário da cirurgia (geralmente os *kits* são colocados em bandejas plásticas e fechados com plástico).

3. Os *kits* de anestesiologia já podem ser previamente preparados, pois, para todas as cirurgias, será encaminhado um deles, de acordo com o tipo de anestesia (geral, raquidiana, peridural). Portanto, não é preciso que esse *kit* contenha o nome do paciente.

4. O *kit* psicotrópico pode seguir a rotina de anestesiologia; no entanto, pode-se encaminhar o receituário em branco para o médico preencher após o ato cirúrgico.

5. A circulante de sala, na data da cirurgia, retira na farmácia: o *kit* específico do paciente, o *kit* de anestesiologia, o *kit* psicotrópico e a taxa de sala que será preenchida por ela, com os materiais e medicamentos utilizados pelo paciente, assinando a retirada no mapa cirúrgico.

6. Ao término da cirurgia, a circulante devolve os *kits* utilizados, juntamente com as anotações na taxa de sala, e assina a devolução no mapa cirúrgico.

7. O funcionário da farmácia confere os *kits* utilizados com as anotações feitas na taxa de sala, para encaminhar à cobrança informatizada. Assim, aquilo que foi utilizado em cirurgia deverá estar cobrado na taxa e retirado do estoque.

8. O faturamento é feito com base na taxa de sala, previamente conferida com a devolução dos *kits*.

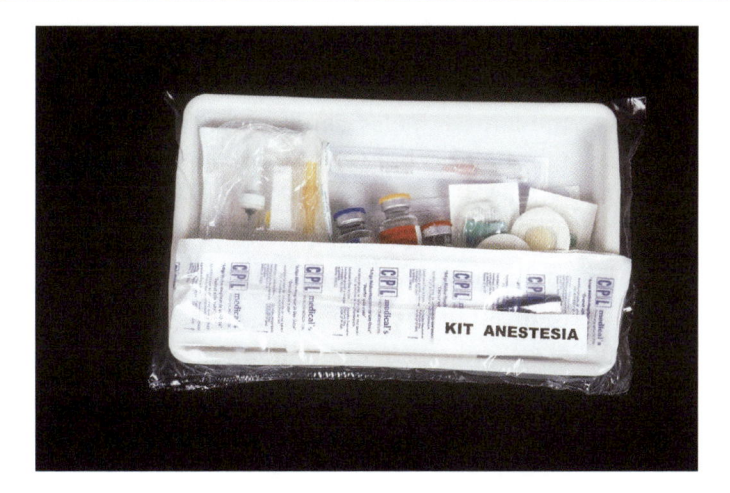

Figura 11
Exemplo de *kit* anestesia.

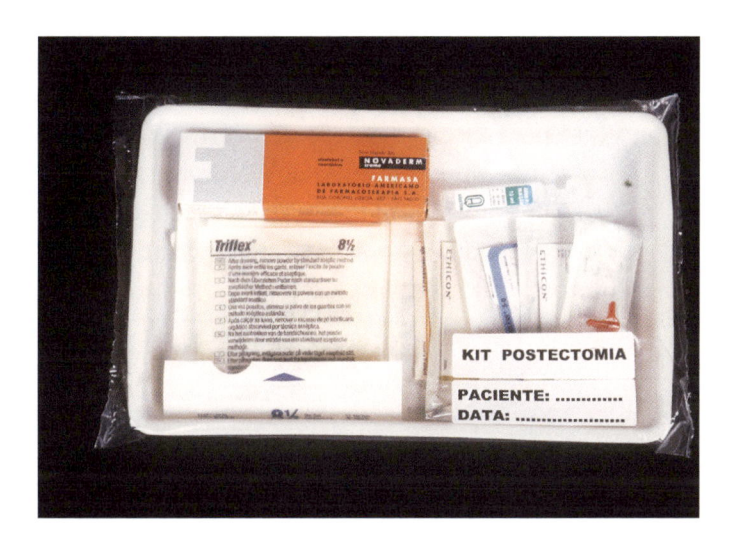

Figura 12
Exemplo de *kit* cirúrgico: nome da cirurgia, nome do paciente, data da cirurgia.
Os dois *kits* são encaminhados à sala cirúrgica.

São resultados vantajosos da implantação da farmácia-satélite no centro cirúrgico:

- racionalização do estoque de materiais e medicamentos;
- redução do desperdício de materiais e medicamentos;
- salas cirúrgicas sem estoques;
- melhoria do faturamento;
- redução de contaminação cruzada entre as salas cirúrgicas, em decorrência da menor circulação para retirada de materiais e medicamentos na farmácia;
- interação entre as equipes multiprofissionais;
- efetiva assistência farmacêutica;
- controle e acesso à produtividade por meio de relatórios periódicos, por exemplo: número de *kits* dispensados/clínica; número de *kits* dispensados/clínica/mês.

Como dito anteriormente, outros setores requerem tipos de dispensação diferenciados, devendo, portanto, haver um prévio planejamento e estudo para a implantação das farmácias-satélites. Esse planejamento deve ser discutido com todos os setores envolvidos, sobretudo com a administração, para que o número de acertos seja superior às ações corretivas após a implantação do projeto.

Lembramos que tudo o que foi sugerido neste capítulo deve ser adaptado às características do setor do hospital no qual será implantada a farmácia-satélite.

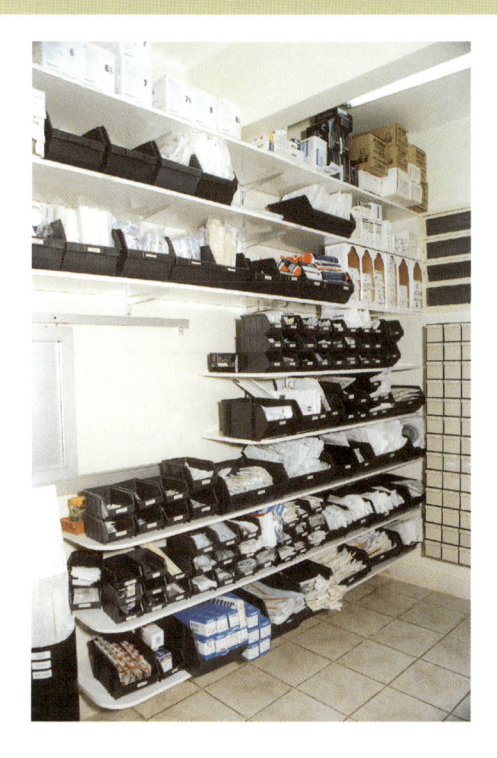

Figura 13
Farmácia-satélite: prateleira com materiais correlatos separados por ordem alfabética.

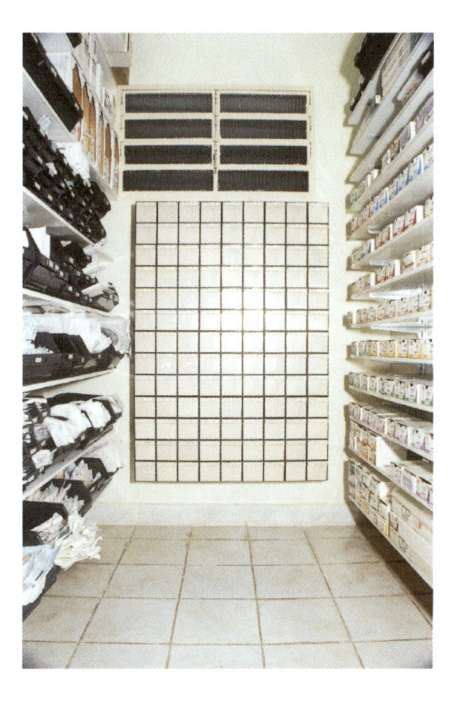

Figura 14
Ampla vista da farmácia-satélite. À esquerda, a prateleira citada na foto anterior. De frente, "bins" com os medicamentos separados por ordem alfabética de princípios ativos. À direita, prateleira de fios cirúrgicos padronizados.

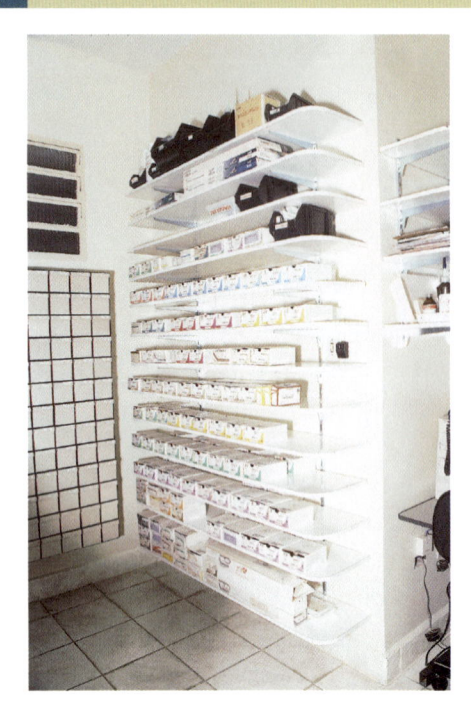

Figura 15
Maior destaque para as prateleiras de fios cirúrgicos.

Figura 16
Vista da prateleira adaptada ao espaço da farmácia: prateleira contendo soros, com espaço adaptado a uma geladeira para os medicamentos termolábeis. À direita, atenção para a janela de recebimento externo dos materiais e medicamentos destinados ao setor.

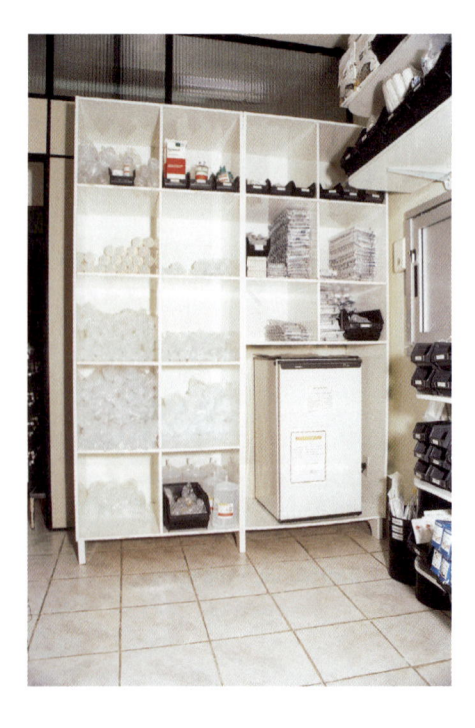

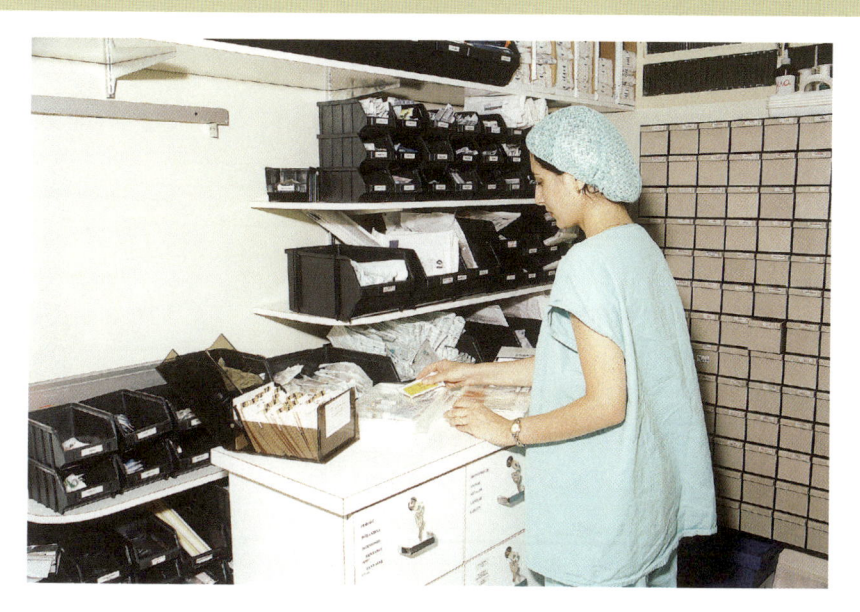

Figura 17

Confecção dos *kits* cirúrgicos: atenção à adaptação do balcão para a confecção dos mesmos, contendo gaveteiros com chaves para o armazenamento dos medicamentos psicotrópicos.

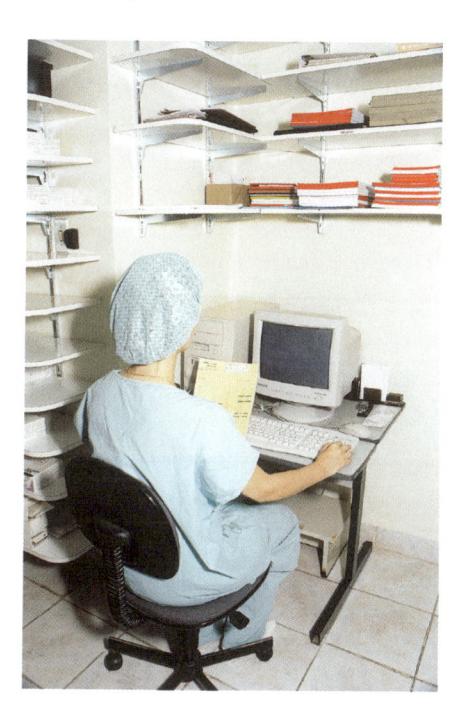

Figura 18

Cobrança informatizada da taxa de sala do paciente feita na própria unidade satélite, facilitando o processo de faturamento e controle de estoque.

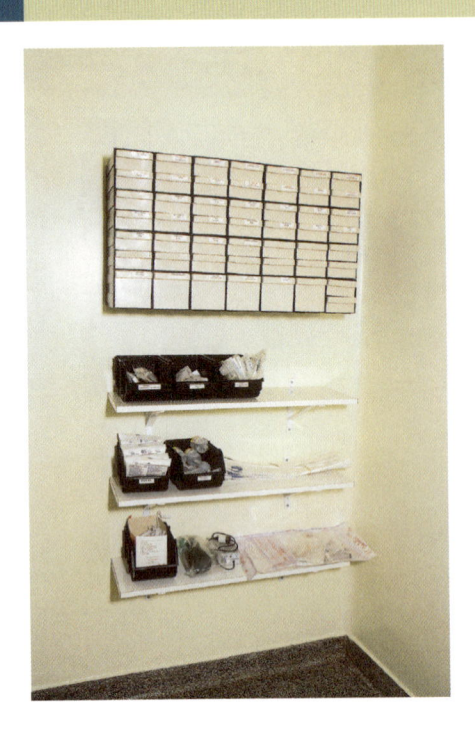

Figura 19

Exemplo de armazenamento de materiais e medicamentos na sala de recuperação cirúrgica e/ou recepção de neonatos: controle de estoque e supervisão sob a responsabilidade da farmácia-satélite.

10

PREPARAÇÕES DE MISTURAS PARENTERAIS

1. A NUTRIÇÃO PARENTERAL

O principal objetivo da nutrição parenteral – a administração intravenosa de nutrientes – é melhorar o estado nutricional dos pacientes. Podemos conceituar nutrição parenteral (NP) como o método de alimentação através de fluidos administrados por via parenteral e que contêm elementos nutricionais para a manutenção do metabolismo corporal normal, como glicose, lipídios, aminoácidos, eletrólitos, oligoelementos. O uso da via parenteral é recomendado quando o trato gastrintestinal está impossibilitado de cumprir sua função ou quando a capacidade digestiva está comprometida a ponto de não suprir as necessidades metabólicas básicas. Assim, indica-se a nutrição parenteral quando:

- a alimentação oral não é possível;
- a absorção de nutrientes é incompleta;
- há situações associadas à desnutrição;
- há condições especiais.

O aprimoramento das soluções de nutrição parenteral, em especial na pediatria, aliado ao desenvolvimento da tecnologia de novos cateteres, ocasionou uma mudança

na história de muitas doenças, que anteriormente leva-
vam à morte por inanição.

Entretanto, é importante estar atento às indicações
adequadas e às potenciais complicações dessa terapêutica.

O uso de *nutrição parenteral total* (NPT) não está isento
de complicações, sobretudo em pacientes previamente
desnutridos. Sabe-se que a padronização da técnica de colocação de cateteres venosos centrais, o uso do cateter
como via exclusiva para administração de NPT e a monitorização metabólica e hídrica cuidadosa diminuem a
morbidade associada ao método de suporte nutricional.

Utiliza-se o termo *nutrição parenteral periférica* (NPP)
para a administração parenteral através de uma veia menor (geralmente na mão ou no antebraço do paciente).

Chamamos a atenção para a necessidade de grande
interação entre os profissionais da área de saúde que trabalham no hospital – médicos, enfermeiros, farmacêuticos
e nutricionistas – para que se monte uma equipe de
suporte nutricional.

Existem indicações especiais para a nutrição parenteral, cabendo sua avaliação ao médico e à equipe de suporte nutricional; são exemplos: fístulas, insuficiência renal
aguda (IRA), insuficiência cardíaca, insuficiência hepática,
situações especiais de pré e pós-operatório. Vale salientar
que para cada caso deve ser avaliada a prescrição de cada
componente nutricional.

2. OBJETIVOS DA EQUIPE DE SUPORTE NUTRICIONAL

São objetivos do suporte nutricional:

- identificar a tempo as necessidades nutricionais dos
  pacientes;
- prever a necessidade de nutrientes para sustento dos
  sistemas fisiológicos;

- selecionar as formulações nutricionais e os métodos de administração apropriados às condições do paciente e/ou da patologia;
- reavaliar continuamente a adequação do método nutricional ao paciente e a evolução do quadro.

É muito importante que o farmacêutico hospitalar saiba avaliar a viabilidade da manipulação de misturas parenterais no hospital onde atua. Para isso, deve fazer um estudo da demanda de prescrições de nutrições parenterais, paralelamente às prioridades de melhorias com a administração. Portanto, deve levar em conta o custo/benefício, tanto para o hospital como para o paciente. Se a opção for pela terceirização do serviço, a equipe de suporte nutricional deve escolher um fornecedor que manipule as misturas de modo idôneo e correto. Para escolher um laboratório terceirizado de qualidade, devem-se empreender visitas a diferentes locais, realizar uma cotação de preços, analisar como serão transportadas as nutrições parenterais, verificar se o manipulador é um farmacêutico etc.

No entanto, se o hospital optar pela implantação da manipulação das nutrições parenterais, deve ser feita uma adequação da área, além do investimento inicial de recursos humanos, que deverão ser treinados para esse fim. Os itens que se seguem são essenciais ao processo de implantação.

3. COMPONENTES DO PROCESSO DE PREPARO DAS MISTURAS PARENTERAIS

A seguir, serão explicitados os componentes – físicos, humanos e operacionais – de maior relevância no processo de preparo das MPs.

CABINE DE FLUXO LAMINAR

A parte mais importante da cabine de fluxo laminar é o filtro HEPA (*High Efficiency Particulate Air*), filtro de alta eficiência que retém bactérias, além de conter um pré-filtro para partículas maiores, como poeiras.

São basicamente três as funções da cabine:

- manter o ar da sala limpo;
- manter um fluxo constante de ar;
- manter o ar da sala de preparo livre dos contaminantes liberados pelos produtos manipulados.

Existem dois tipos de cabine de fluxo laminar: a vertical e a horizontal, sendo esta última mais utilizada para misturas intravenosas diversas e a primeira para misturas cuja manipulação possa representar algum risco ao manipulador.

As cabines devem estar continuamente ligadas, mas, caso sejam desligadas, devem ser postas em funcionamento pelo menos por 30 minutos antes de as preparações serem iniciadas.

Devem ser inspecionadas a cada período de seis meses, para garantir a integridade do filtro HEPA. Os pré-filtros devem ser trocados mensalmente.

TREINAMENTO DO OPERADOR DO FLUXO LAMINAR

É fundamental que o preparo e a manipulação das NPTs sejam executados por pessoal devidamente treinado, habilitado e com conhecimentos de assepsia, de antissepsia e das múltiplas possibilidades de incompatibilidades e instabilidades físico-químicas. Quando entrar na área limpa, o manipulador deve estar paramentado com gorro, máscara e avental que não libere partículas ao ambiente. (Devem-se seguir as normas explicitadas no Capítulo 11, referente à quimioterapia.)

REFRIGERADORES

Em um programa de misturas parenterais, é essencial uma refrigeração adequada, pois a maioria das soluções precisa ser refrigerada para apresentar estabilidade ótima.

ROTULAGEM E SISTEMAS DE CONFERÊNCIA DO PRODUTO ACABADO

É imprescindível que as soluções sejam devidamente conferidas e identificadas, para a garantia da qualidade do produto e a segurança do paciente.

O ideal é estabelecer uma padronização para a rotulagem:

- identificação do paciente (nome, número do quarto e do leito hospitalar);
- nome e dosagem dos componentes;
- volume da solução;
- dia e horário do preparo;
- dia e horário de administração;
- data de expiração da solução;
- identificação do manipulador (caso não seja o próprio farmacêutico, este deverá assinar como supervisor);
- etiquetas auxiliares com instruções complementares e precauções.

A conferência deve ser feita para avaliação das embalagens e da integridade da solução, observando-se eventuais presenças de material particulado, formações de gases, turbidez, mudança de coloração etc.

ARMAZENAMENTO E CONSERVAÇÃO DAS SOLUÇÕES

No período de armazenamento, a integridade das soluções de NP pode ser comprometida se o tipo de solução, as condições de envasamento, as características dos aditivos e o local de armazenamento não forem observados com critério. As soluções completas de NPT podem ser rotineiramente armazenadas em temperatura de 2 a 4°C, por um período de 24 horas ou, quando não houver adição de vitaminas, por até 72 horas.

Alguns fatores podem alterar a estabilidade das vitaminas em soluções parenterais, como por exemplo: pH, eletrólitos, tempo de armazenamento, temperatura e exposição à luz.

Deve-se estar sempre atento à cor da solução, à presença de corpos estranhos e à transparência das soluções parenterais, pois podem ocorrer, durante o armazenamento, reações de incompatibilidade, com formação de cristais, precipitação e alteração na coloração.

ETAPAS DO CONTROLE DA QUALIDADE DO PROCESSO

Para obter maior qualidade e segurança em todo o processo, deve-se estar atento a determinados aspectos, como:

- *manual de procedimento* – deve-se elaborar um manual contendo a padronização da técnica de preparo, a importância e o uso correto da cabine de fluxo laminar e os cuidados quanto ao transporte e ao armazenamento das misturas;
- *treinamento adequado do pessoal*;
- *controle efetivo de qualidade* – controle do ambiente, dos testes de esterilidade, da simulação de procedimentos com meio de cultura, do credenciamento de fornecedores.

QUIMIOTERAPIA

11

Atualmente, os cânceres já rivalizam com as doenças cardíacas como patologias que mais produzem óbitos e diminuem a qualidade de vida da sociedade.

O preparo, a administração e a eliminação dos dejetos de agentes quimioterápicos requerem uma prática altamente especializada e conhecimentos técnicos de profissionais farmacêuticos.

Os profissionais de saúde que trabalham com quimioterapia devem possuir os seguintes conhecimentos e habilidades:

- conhecimentos sobre o mecanismo de ação, o modo de administração, o método de metabolismo e excreção, as indicações de uso e as potenciais reações adversas;
- excepcional técnica de venopunctura e manutenção de acesso venoso;
- competência no manuseio seguro dos dejetos de quimioterápicos;
- educação de pacientes e familiares.

1. GENERALIDADES SOBRE QUIMIOTERÁPICOS

- Muito frequentemente, as dosagens de quimioterapia são calculadas em relação à área de superfície corporal, expressas em miligramas por metro quadrado, com base no peso e na altura do paciente. O peso e a altura devem ser medidos a cada sessão de quimioterapia.

- Presença de edema e ascite deve ser considerada no cálculo. A área de superfície corpórea é frequentemente calculada por nomogramas.
- Quimioterapia é administrada sistemicamente ou por metódos regionais de liberação.
- A quimioterapia sistêmica é administrada por via oral, intravenosa, subcutânea, intramuscular ou intraóssea.
- A quimioterapia regional é feita pela liberação da droga diretamente nos vasos sanguíneos que alimentam o tumor, ou na cavidade na qual o tumor está localizado.
- Independentemente da via de administração, é imperativo que o profissional de saúde tome todas as precauções quanto ao seguimento dos protocolos estabelecidos nos guias específicos (*guidelines*) e quanto à eliminação dos dejetos.

2. GUIA DE PREPARO DE MEDICAMENTOS QUIMIOTERÁPICOS

1. Todo medicamento quimioterápico deve ser manipulado somente por profissionais treinados e em área individualizada e centralizada, para minimizar interrupções e riscos de contaminação.
2. As drogas devem ser manipuladas em cabines de fluxo laminar de segurança biológica classe II (vertical), com exaustão para o exterior se possível. O fluxo deve ficar ligado sete dias por semana e 24 horas por dia, devendo sofrer manutenções periódicas conforme orientação do fabricante.
3. Alimentos, bebidas, fumo e cosméticos são terminantemente proibidos na área de manipulação.

4. Para reduzir os riscos de contaminação, a superfície de trabalho deve ser recoberta por material plástico absorvente, que deve ser trocado diariamente ou sempre que contaminado.

5. As drogas devem ser manipuladas por meio de técnicas assépticas, de acordo com a prescrição médica e com as recomendações do fabricante quanto a estabilidade, fotossensibilidade, compatibilidade com outras drogas e correlatos utilizados na administração.

6. Devem ser utilizados propés e luvas cirúrgicas estéreis e descartáveis de látex, que devem ser trocadas de hora em hora ou sempre que rasgadas ou perfuradas; pessoas alérgicas ao látex podem utilizar luvas de polivinilcloreto.

7. O manipulador deve utilizar óculos de proteção termoplásticos (*plexiglass*) que protejam toda a área dos olhos e as adjacências, ou escudo de proteção facial total (desejável).

8. Todas as conexões e desconexões dos infusores (seringas e equipos) com as misturas devem ser realizadas dentro do fluxo laminar.

9. Devem-se utilizar filtros de aerossolização durante a reconstituição e a manipulação dos agentes quimioterápicos.

10. Uma vez manipulada, a mistura deve ser rotulada imediatamente, com as recomendações de segurança, informações sobre a droga, estabilidade e condições de armazenamento.

11. O transporte até o paciente deve ser realizado em embalagens impermeáveis, resistentes a quedas e extravasamentos, devidamente identificadas. As seringas devem seguir sem agulhas, e lacradas.

12. O pessoal que transporta a mistura já preparada deve conhecer os procedimentos de segurança em caso de acidentes, como quebras ou extravasamentos.

13. O pessoal da limpeza deve ser imediatamente aciona-
do em caso de acidente e ser treinado para fazer a
inativação das substâncias com os reagentes específicos.

3. GUIA DE ADMINISTRAÇÃO DE MEDICAMENTOS QUIMIOTERÁPICOS

1. Agentes quimioterápicos devem ser administrados
por enfermeiros devidamente registrados nos conselhos regionais de enfermagem e especialmente treinados e qualificados.
2. Antes da administração das drogas, o paciente deve
ser informado dos efeitos colaterais.
3. A enfermagem deve comparar a prescrição médica
com a informação no rótulo, com o protocolo prees-
tabelecido ou fonte de referência. Deve recalcular a
dose e conferir as informações passadas pelo farmacêutico e contidas no rótulo.
4. Os exames laboratoriais devem apresentar resultados
dentro de limites aceitáveis (hemograma completo,
função hepática e renal).
5. Devem-se providenciar medidas para minimizar os
efeitos colaterais das drogas antes de sua administração (hidratação, antieméticos, ansiolíticos etc.).
6. A via de administração deve estar de acordo com a
orientação médica.
7. Equipamentos de segurança para quem administra as
drogas são essenciais, como luvas cirúrgicas descartáveis e aventais impermeáveis de manga longa com
punhos elásticos; as luvas devem ser trocadas a cada
uso, ruptura, respingos de medicação, ou a cada 30
minutos.
8. A superfície de trabalho deve estar protegida com
material absorvente.

9. Os medicamentos devem ser administrados conforme os protocolos estabelecidos; devem ser conferidos: nome do paciente, via, agente quimioterápico, dose, volume, tempo de infusão e validade da preparação.

10. A quimioterapia deve ser administrada em ambiente de calma e segurança.

11. Em caso de contato da mistura com a pele, lavar imediatamente com bastante água e sabão.

12. Em caso de contato da mistura com os olhos, lavar imediatamente com solução salina durante 5 minutos.

13. Em caso de acidente, procurar avaliação médica o mais rápido possível e documentar o ocorrido.

As sessões de quimioterapia devem ser administradas somente por médicos e enfermeiros habilitados para tal fim. A qualificação passa por conhecimentos sobre sinais e sintomas de extravasamento, drogas irritantes e vesicantes, técnicas de administração de vesicantes e os antídotos de extravasamento recomendados.

EXEMPLO DE *KIT* DE EXTRAVASAMENTO

- Solução de tiossulfato de sódio 10% ou 25%;
- seringas de 2-10 ml e 2-5 ml;
- ampolas de 10 ml de água destilada estéril;
- ampola de 10 ml de cloreto de sódio 0,9%;
- agulhas 25 × 7, 30 × 8 e 40 × 12;
- algodão;
- álcool 70% (p/p);
- frasco/ampola de hialuronidase 150 unidades (Hyalozima®), em um refrigerador próximo.

12

ANTIMICROBIANOS E INFECÇÃO HOSPITALAR

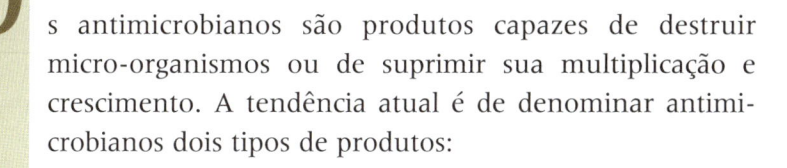

s antimicrobianos são produtos capazes de destruir micro-organismos ou de suprimir sua multiplicação e crescimento. A tendência atual é de denominar antimicrobianos dois tipos de produtos:

- Antibióticos: antimicrobianos produzidos por micro-organismos (bactérias, fungos, actinomicetes). Ex.: penicilinas.
- Quimioterápicos: antimicrobianos sintetizados em laboratório. Ex.: sulfas, quinolonas.

A antibioticoterapia, portanto, é o tratamento de pacientes com sinais e sintomas clínicos de infecção pela administração de antimicrobianos. Tem a finalidade de curar uma doença infecciosa (cura clínica) ou de combater um agente infeccioso situado em um determinado foco de infecção (cura microbiológica).

Pode ser utilizada de forma terapêutica, que implica na utilização de antimicrobianos a partir de um diagnóstico preciso ou presuntivo da etiologia do processo infeccioso, fundamentado na anamnese e nos exames clínicos e laboratoriais.

1. COMO ESCOLHER O ANTIMICROBIANO

O princípio básico da terapia anti-infecciosa é a determinação do agente causal da infecção e de sua suscetibilidade aos antimicrobianos.

Como regra, o diagnóstico de infecção deve ser embasado em resultados clínicos, epidemiológicos e laboratoriais.

Em muitas doenças infecciosas o quadro clínico e os dados epidemiológicos permitem a presunção da etiologia com grande margem de certeza (por exemplo, sarampo, caxumba, erisipela, pneumonia pneumocócica). Em outras circunstâncias, é importante a identificação do agente etiológico e de sua sensibilidade aos antimicrobianos por meio de exames laboratoriais (por exemplo, pielonefrite, peritonite, sepse).

Em caso de urgência, inicia-se o tratamento o mais rápido possível porque seu sucesso depende da precocidade com que o antimicrobiano adequado é indicado.

2. PADRONIZAÇÃO E CONTROLE DE ANTIMICROBIANOS

Todo hospital deve ter uma Comissão de Controle de Infecção Hospitalar (CCIH) e uma Comissão de Farmácia e Terapêutica. Estas duas comissões são responsáveis por:

- padronizar os antimicrobianos em uso na instituição (de acordo com critérios preestabelecidos);
- estabelecer o controle permanente da prescrição de antimicrobianos no hospital, principalmente para as cefalosporinas de 3ª e 4ª gerações, aminoglicosídeos, quinolonas, novos betalactâmicos.

A padronização deve ser diferenciada de acordo com as características da instituição:

- hospitais de pacientes crônicos;
- hospitais de atendimento primário;
- hospitais com UTI.

Anualmente deve ser feita a revisão para as drogas padronizadas de 1ª e 2ª escolha por tipo de antimicrobiano, modificando, se necessário:

- o perfil de resistência dos germes a essas drogas;
- o quadro epidemiológico das patologias mais frequentes do hospital;
- a facilidade de aquisição;
- o custo.

3. COMO CONTROLAR O USO DOS ANTIMICROBIANOS

O controle dos antimicrobianos pode ser feito de forma diferenciada pelo tipo de instituição ou pela disponibilidade de recursos para o controle.

É importante que haja um acompanhamento das drogas administradas em cada caso, de modo a impedir o uso inadequado desses medicamentos.

O uso incorreto ou abusivo de antimicrobianos induz à resistência, a reações adversas e provoca gastos desnecessários.

A Comissão de Controle de Infecção Hospitalar (CCIH) precisa conhecer todos os casos que estão fazendo uso de antibiótico, e em que proporção.

4. QUANDO A PROFILAXIA ANTIMICROBIANA É INDICADA

- Intervenções cirúrgicas em pacientes idosos, imunodeprimidos, portadores de mais de três diagnósticos ou diabéticos descompensados.

- Cirurgias contaminadas, exceto em caso de cirurgia proctológica orificial e na drenagem de abscessos em pacientes clinicamente estáveis.
- Cirurgias cardíacas com uso de circulação extracorpórea.
- Cirurgias ortopédicas (limpas, com prótese); cirurgias vasculares periféricas (limpas, com prótese); cirurgias torácicas.
- Cesarianas após o clampeamento do cordão umbilical (dose única).
- Histerectomias.
- Cirurgias neurológicas limpas e potencialmente contaminadas.
- Cirurgias urológicas.

No entanto, há restrições para a profilaxia antimicrobiana:

- As cefalosporinas de 3ª e 4ª gerações devem ser utilizadas apenas nos casos de infecção grave.
- Os aminoglicosídeos não devem ser utilizados para profilaxia.
- O cloranfenicol não deve ser utilizado para profilaxia porque sua mais grave complicação (aplasia medular) não é dose-dependente e o seu custo é similar ao de outras drogas com menor toxicidade (ex.: metronidazol).
- A droga selecionada para profilaxia não deve ser recomendada para o tratamento de infecções estabelecidas (para evitar resistência bacteriana).

5. USO RACIONAL DE ANTIMICROBIANOS: ALGUMAS MEDIDAS COMPLEMENTARES

- Educar a equipe médica de forma continuada para a prescrição de antimicrobianos.
- Monitorar regularmente o perfil de resistência/sensibilidade dos germes aos antimicrobianos padronizados

no hospital, incluindo a análise evolutiva; e de cada germe na instituição, além de sugestões para a antibioticoterapia empírica nas situações mais comuns.

- Incentivar o conhecimento sobre o volume e o custo X benefício de antimicrobianos.
- Implantar e manter bem estruturada a farmácia hospitalar.
- Implantar e manter laboratório de microbiologia com estrutura e funcionamento mínimos para a identificação e o estudo de sensibilidade dos germes aos antimicrobianos.
- Implantar rotinas de antibioticoprofilaxia clínica e cirúrgica.
- Implantar rotinas de tratamento de patologias infecciosas mais comuns.
- Padronizar antimicrobianos usados no hospital.

6. INFECÇÃO HOSPITALAR (IH)

É qualquer infecção adquirida após a admissão do paciente no hospital e que se manifesta durante a internação ou após a alta, quando pode ser relacionada com a internação ou com os procedimentos hospitalares.

Assim, alguns conceitos devem ser estabelecidos:

INFECÇÃO COMUNITÁRIA OU DA POPULAÇÃO

Infecção constatada no ato de internação ou em incubação no ato da admissão do paciente, desde que não relacionada com internação anterior no mesmo hospital. Ex.: estafilococos: TI = 2-4 dias. (Obs.: é IH após 72 horas quando não se conhece o tempo de incubação da bactéria.)

TEMPO DE INCUBAÇÃO

Intervalo de tempo desde a exposição ao agente infeccioso até o aparecimento dos primeiros sinais e sintomas da doença. Ex.: estafilococos = 2-4 dias.

ÍNDICES DE INFECÇÃO HOSPITALAR

$$\text{Taxa de infecção} = \frac{\text{n}^\circ \text{ de casos.100}}{\text{n}^\circ \text{ altas + óbitos}} = \frac{4.100}{36} = 11,7\%$$

$$\text{Taxa de incidência IH} = \frac{\text{n}^\circ \text{ de casos novos}}{\text{n}^\circ \text{ de saídas no período considerado}}$$

PRINCIPAIS CAUSAS DAS INFECÇÕES HOSPITALARES

a) Condições do Hospital – Estrutura Física e Organizacional

- Limpeza e higiene
- Rotinas de trabalho
- Cuidados com lixo hospitalar
- Materiais usados na limpeza, desinfecção e esterilização
- Tipo do hospital (horizontal, vertical, multiblocos etc.)

b) Condições do Paciente

- Idade
- Higiene, estresse físico e psíquico
- Estado alimentar
- Condições sanitárias
- Uso indiscriminado de medicamentos (antimicrobianos)

c) Condições dos Profissionais

- Respeito e execução das técnicas e rotinas propostas
- Conhecimento técnico específico de cada profissional
- Conscientização da importância do trabalho individual para a equipe e para o hospital
- Cumprimento das normas e rotinas estabelecidas. Ex.: lavagem de mãos, lixos específicos, sondagens, curativos etc.

d) Tipos Mais Comuns de Infecção Hospitalar

- Pneumonias

- ITU (infecção do trato urinário)
- Infecções da corrente sanguínea e relacionadas a dispositivos intravasculares
- Infecções relacionadas a implantes (cardíacos, ortopédicos)
- Infecções do sítio cirúrgico

e) Indivíduos Mais Suscetíveis a Adquirir Infecção Hospitalar

- Internados:
  - Berçário, principalmente neonatal
  - Unidade de queimados
  - Unidade de hemodiálise
- Diabetes
- Doença pulmonar obstrutiva crônica (DPOC)
- Neoplasias
- Imunocomprometidos (transplantados, HIV-positivos)
- Indivíduos em tratamento com quimioterápicos, antibióticos de última geração
- Indivíduos internados em UTI. As principais causas das infecções são:
  - Politraumatismos
  - Atos operatórios
  - Manipulação de vasos sanguíneos
  - Cateterismo de vias urinárias
  - Instrumentação de vias respiratórias (por sonda de entubação, traqueostomia)

Cabe salientar que o controle da infecção hospitalar é de extrema importância, pois:

- Diminui o risco e sofrimento do paciente.
- Diminui o tempo de internação, o que aumenta o número de leitos hospitalares disponíveis.
- Diminui o custo do tratamento ao paciente e ao hospital.
- Diminui o risco de doenças nos profissionais.
- Melhora o padrão do hospital, trazendo benefícios para o paciente, para os funcionários e para a comunidade.

- Traz maior segurança aos usuários.
- Permite maiores investimentos em recursos humanos e materiais.

Quanto aos protocolos:

Têm como objetivo uniformizar condutas e técnicas, e por isso a importância do trabalho integrado entre CCIH e os diversos serviços do hospital (farmácia, serviço de nutrição e dietética – SND, limpeza, enfermagem, lavanderia, entre outros).

13

Comissão de Controle de Infecção Hospitalar (CCIH)

1. O QUADRO ATUAL

As infecções hospitalares são os sintomas mais evidentes da inadequação do sistema de saúde, embora a responsabilidade seja, em geral, atribuída ao profissional de saúde ou à instituição prestadora de assistência.

Evidentemente, o profissional de saúde ou o hospital não contaminam voluntariamente seus pacientes, mas a inobservância de princípios básicos do controle das infecções hospitalares pode ter consequências drásticas. Assim, é importante ter profissionais conscientes, que se adaptem ao trabalho em equipe – respeitando cada indivíduo em sua função –, que se atualizem com frequência e tenham capacidade de autoavaliação.

A maioria das infecções hospitalares tem origem endógena, em razão do desequilíbrio da relação que o homem estabelece com sua microbiota, o que é favorecido pela patologia de base, utilização de procedimentos invasivos e pressão seletiva em favor dos germes resistentes, exercida pelos antibióticos. A infecção exógena é limitada pela pequena capacidade que essa microbiota apresenta de sobrevivência no meio ambiente, na ausência de matéria orgânica que favoreça sua proliferação, sobretudo de sangue, secreções e excretas eliminados pelos pacientes.

Na transmissão cruzada de infecções, assumem capital importância as mãos dos membros da equipe, seguidas pelos artigos, insumos e medicamentos que entram em contato com o paciente. Os surtos de infecção, que representam pouco mais de 5% desses episódios, são potencialmente evitáveis; embora sejam acontecimentos dramáticos, têm o mérito de denunciar o problema na imprensa leiga.

A Lei Federal n. 6.431, de 6/1/1997, instituiu a obrigatoriedade da existência de uma Comissão de Controle de Infecção Hospitalar (CCIH) e de um Programa de Controle de Infecções Hospitalares (PCIH), definido como um conjunto de ações, desenvolvidas deliberada e sistematicamente, com o objetivo de reduzir, ao máximo possível, a incidência e a gravidade das infecções nosocomiais. Em 13/5/1998, o Ministério da Saúde editou a Portaria n. 2.616/98, com diretrizes e normas para a execução dessas ações (ver Anexo).

Novas atribuições foram conferidas, destacando-se o uso racional de antimicrobianos, germicidas e materiais médico-hospitalares. Além disso, em conjunto com a Comissão de Farmácia e Terapêutica (CFT), deve-se definir uma política de utilização de antimicrobianos. Essas novas recomendações objetivam tornar mais atuantes as ações de controle de infecção, integrando-as à estrutura administrativa da instituição, substituindo seu papel eminentemente consultivo para participar com maior profundidade dos processos decisórios, auxiliando a administração a dimensionar as prioridades de investimento para o aprimoramento da qualidade da assistência prestada.

A Organização Mundial de Saúde promoveu, no período de 1983 a 1985, um estudo da prevalência de infecção hospitalar em catorze países. Ainda que a amostra não tenha sido suficientemente representativa, o estudo reafirma a importância das infecções hospitalares (IH), cuja prevalência foi de 8,7%, oscilando de 3 a 21%.

No Brasil, em 1994, o Ministério da Saúde avaliou a magnitude das infecções hospitalares e a qualidade das ações de controle em 99 hospitais terciários, localizados nas capitais brasileiras e vinculados ao Sistema Único de Saúde (SUS). A taxa de pacientes com IH foi de 13%, e a taxa de infecção, de 15,5%. Os maiores índices foram encontrados nas unidades de terapia intensiva e de queimados. Nas demais clínicas, o destaque foi para a neonatologia e a clínica cirúrgica.

Na avaliação da qualidade, o desempenho médio obtido correspondeu a apenas 35,4%, variando de 5,4 a 73%. O pior resultado foi das direções hospitalares, em que apenas 15% das atividades avaliadas estavam sendo cumpridas, nos aspectos relativos à nomeação de equipes de controle de infecção hospitalar, orçamento e participação do controle de infecção nos órgãos deliberativos do hospital.

A microbiologia veio a seguir, com apenas 15% das ações desenvolvidas, sendo que 50% dos hospitais não têm laboratório de microbiologia e, entre os que o possuem, somente um terço desenvolve algum tipo de controle de qualidade. Em apenas 6,1% dos laboratórios estudados existem rotinas para coleta e transporte de materiais.

Dados sobre a eficácia das ações de controle nos Estados Unidos indicaram um aumento relativo de 18% nas infecções nosocomiais nos hospitais sem CCIH, contra uma redução relativa de 32% naqueles que desenvolveram ações controladoras efetivas. Outro estudo demonstrou que, naquele país, cada caso de infecção hospitalar ocupa com diárias extras em média oito dias.

Considerando-se todos os hospitais norte-americanos, perderam-se, em 1985, 8.700.000 diárias e US$ 4 bilhões. O valor pago pelos hospitais para manter programas de infecção foi US$ 240 milhões e, considerando-se a porcentagem de infecções passíveis de prevenção, o país deixou de gastar de US$ 1 bilhão a US$ 1,76 bilhão. Esses dados, aplicados ao volume de internações no Brasil e considerando-se uma taxa de infecção de 8% e os custos norte-americanos de uma infecção, representariam em nosso país uma economia anual de até US$ 840 milhões, se todos os hospitais possuíssem programa de controle efetivo.

Atualmente, estimativas do Ministério da Saúde colocam a infecção hospitalar como possível quarta causa de óbito em nosso meio. Entretanto, as consequências desastrosas da ausência de um programa efetivo para o controle das infecções hospitalares não se restringem ao desperdício de recursos ou até mesmo de vidas. Em um processo jurídico, o prestador de serviço julgado culpado pode ser obrigado a indenizar familiares e a sofrer reclusão na liberdade. A instituição, além de sofrer danos à sua imagem pública, pode perder seu alvará e o credenciamento de alguns financiadores.

Subjetivação da culpa, responsabilidade solidária e inversão dos ônus das provas estão previstos no Código de Defesa do Consumidor, envolvendo todos os prestadores de assistência e até os fornecedores. Os profissionais de saúde também estão sujeitos às sanções dos seus códigos de ética e de seus órgãos de classe.

2. CONCEITO E CADEIA EPIDEMIOLÓGICA DAS INFECÇÕES HOSPITALARES

Os estudos sobre infecção hospitalar tiveram início no século XIX, na Áustria. Mulheres morriam após o parto por terem contraído um mal desconhecido. Na época, pesquisas mostraram que os estudantes de medicina, depois de fazerem autópsias, examinavam as parturientes sem lavar as mãos ou usar qualquer tipo de proteção, o que levava à infecção. A preconização de uma medida simples, a lavagem das mãos, reduziu significativamente o índice de infecção.

Com a descoberta dos antibióticos, os médicos acreditaram que as infecções seriam extintas; porém, o abuso em sua utilização selecionou germes resistentes, agravando o problema. A única maneira de amenizar esse mal é pelo controle e pela prevenção, coordenados por uma Comissão de Controle de Infecção Hospitalar, que, embora seja uma exigência legal, é encontrada cm menos da metade dos hospitais brasileiros, e ainda assim uma minoria das comissões existentes exerce atividades básicas de controle, de acordo com levantamento realizado pelo próprio Ministério da Saúde.

Resumidamente, conceituamos infecção hospitalar como qualquer processo infeccioso adquirido no ambiente hospitalar. É diagnosticado especialmente em pacientes submetidos a internação, mas pode ser detectado após a alta hospitalar e também atingir qualquer outra pessoa presente no hospital.

As infecções hospitalares são aquelas relacionadas à hospitalização de um paciente ou aos procedimentos diagnósticos ou terapêuticos praticados. Ao contrário das infecções comunitárias, que são decorrentes de patógenos primários, adquiridos de fontes exógenas, as infecções hospitalares ocorrem fundamentalmente devido ao desequilíbrio da microbiota, que habita o corpo humano, provocado pelos mecanismos de defesa do paciente.

O corpo humano é composto por cerca de 30 bilhões de células e abriga mais de 300 bilhões de micro-organismos, ou seja, a microbiota humana normal supera em dez vezes nossas próprias células. Esses micro-organismos estão integrados ecologicamente, assumindo papel importante e colaborando em várias funções vitais, até mesmo na defesa anti-infecciosa, desde que o equilíbrio seja mantido.

Particularmente no ambiente hospitalar, vários fatores contribuem para a ruptura desse equilíbrio. Muitas patologias interferem com os mecanismos de defesa do paciente, predispondo-o às infecções.

Os procedimentos invasivos podem representar uma porta de entrada de micro-organismos, e o uso de antimicrobianos exerce pressão seletiva em favor dos germes resistentes, favorecendo sua superpopulação. A interação desses fatores colabora para perturbar a convivência pacífica entre o homem e sua flora, desencadeando o processo infeccioso.

A transmissão cruzada de infecções ocorre principalmente pelas mãos dos membros da equipe ou por artigos recentemente contaminados pelo paciente, sobretudo pelo contato com sangue, secreção ou excretas eliminados.

O meio ambiente tem importância secundária na cadeia epidemiológica dessas infecções, exceto nos casos de: doenças contagiosas por via aérea, como a tuberculose, que devem ser devidamente isoladas; patógenos, como a *Legionella,* que sobrevive em ambientes especiais (como ar condicionado ou reservatórios de água quente); reformas empreendidas sem a devida proteção da área, permitindo a disseminação ambiental de fungos, como o *Aspergillus*; e, finalmente, quando os preceitos básicos de higiene não são seguidos.

Mais raramente ainda, a presença de um profissional disseminador de um micro-organismo ou a utilização de um medicamento contaminado podem levar a um surto de infecção. Portanto, cada cuidado prestado, direta ou indiretamente, ao paciente deve ser avaliado quanto ao potencial de transmissão de infecções, devendo o planejamento dessa atividade levar em conta o risco e contar com uma padronização adequada.

Todos os funcionários devem ser continuamente reciclados nas medidas de controle, o que contribui para que cada um perceba seu papel no processo de cura do paciente.

3. O PROGRAMA DE CONTROLE DE INFECÇÕES

A administração hospitalar recebe apoio de várias comissões em assuntos específicos de ordem ética, técnica ou mesmo administrativa.

Com esse objetivo, são criados vários comitês, alguns até regulamentados por legislação específica. Destacam-se as comissões: de Ética; de Revisão de Prontuários; de Óbitos; de Farmácia e Terapêutica; de Padronização de Artigos e Insumos Médico-Hospitalares; de Prevenção Interna de Acidentes; de Controle de Qualidade; e a própria Comissão de Controle de Infecção Hospitalar.

Esses comitês fazem uma análise da situação local e aplicam os conhecimentos disponíveis sobre o assunto, apoiando e auditorando o exercício profissional. Portanto, dentro da estrutura organizacional hospitalar, o controle de infecção é um órgão de consultoria à direção e a todos os profissionais que atuam diretamente com o paciente ou em atividades de apoio, em assuntos relativos à prevenção e ao controle das infecções hospitalares.

A Lei Federal n. 6.431, de 6/1/97, obriga todos os hospitais brasileiros a constituírem Comissão de Controle de Infecção Hospitalar (CCIH), que deverá atuar de acordo com programa desenvolvido na própria instituição. A referida lei instituiu também a obrigatoriedade de instauração de um Programa de Controle de Infecções Hospitalares (PCIH), definido como um conjunto de ações desenvolvidas deliberada e sistematicamente com o objetivo de redução máxima possível da incidência e gravidade das infecções nosocomiais.

Em 13/5/98, o Ministério da Saúde editou a Portaria n. 2.616/98, com diretrizes e normas para a execução de tais ações, o que representou a adequação da antiga regulamentação ministerial às novas determinações da lei federal.

Os membros da comissão são divididos em consultores e executores, sendo os últimos encarregados da execução do PCIH, substituindo o antigo Serviço de Controle de Infecção Hospitalar (SCIH). Uma importante novidade é que a composição da comissão tem de ser informada ao órgão oficial municipal ou estadual.

Na composição desse serviço, observamos importante alteração com a recomendação de preferência a um enfermeiro e a não obrigatoriedade de, como o segundo profissional de nível superior, ser necessariamente um médico, como recomendava a Portaria n. 930/82. À carga horária recomendada anteriormente (6 horas diárias para o enfermeiro e 4 horas diárias para o outro profissional, para cada 200 leitos) foram acrescidas 2 horas de trabalho diário para cada 10 leitos destinados a pacientes críticos (terapia intensiva, berçário de alto risco, queimados, transplante de órgãos, pacientes hematoncológicos ou portadores de AIDS). A medida partiu do princípio de que a vigilância e as medidas de controle nessas unidades requerem atenção diferenciada.

Resumidamente, a equipe que coordena as ações do controle de infecção hospitalar deve ter entre suas principais atribuições:

- atualizar-se teoricamente sobre o tema, para oferecer respaldo científico legal a toda a comunidade hospitalar;
- avaliar todos os cuidados prestados, direta ou indiretamente, ao paciente, a fim de identificar problemas e apontar soluções;
- medir o risco de aquisição de infecção hospitalar, avaliando prioridades para seu controle e auxiliando toda a comunidade hospitalar na aplicação de recursos técnico-financeiros;
- verificar a necessidade de programas educativos e colaborar em sua execução;
- intermediar as relações do hospital com as autoridades sanitárias.

O profissional do controle de infecções deve ser uma fonte permanente de consultas para toda a equipe hospitalar. Por isso, precisa estar sempre atualizado tecnicamente e ter um bom relacionamento com todos, procurando agir pela competência, e não pelo mero "poder do cargo", quando se coloca com prepotência acima dos colegas ou dos pacientes e familiares que buscam informações.

O espírito do trabalho em grupo deve nortear todas as intervenções do controle de infecção na equipe de atendimento. Muitas orientações aparentemente interferem com o caráter liberal da profissão e só são aceitas quando é respeitada a inteligência do interlocutor, com o fornecimento de informações científicas e epidemiológicas que fundamentem uma nova conduta.

Esses dados – ao lado do estímulo à integração de todos os profissionais que prestam atendimento aos pacientes e das orientações à clientela externa – são os principais produtos do controle de infecção.

Embora a ocorrência de um episódio de infecção hospitalar não signifique automaticamente falta de qualidade assistencial, existe um intercâmbio metodológico entre as comissões de controle de infecção e os grupos internos de qualidade. Tanto o controle de infecção hospitalar como o de qualidade fundamentam suas ações em dados epidemiológicos e no estímulo ao trabalho em equipe, que se baseia no princípio de que é muito difícil uma pessoa sozinha conseguir reunir conhecimentos e experiências para desenvolver todos os aspectos envolvidos no processo.

Concluímos, então, que um grupo de pessoas munidas de conhecimento e habilidade pode conseguir, com apoio recíproco, resolver problemas crônicos e de grande complexidade, desde que preparadas e treinadas para isso.

Existe uma diferença básica entre a abordagem da comissão de controle de infecção e a abordagem de controle de qualidade em relação a esse aspecto. Enquanto o controle de infecção centraliza suas ações no problema, o controle de qualidade procura, prioritariamente, envolver a equipe na busca de soluções, concentrando sua abordagem nas ferramentas para a conquista dessa participação. Ora, fundamentação científica e técnicas de envolvimento só terão a ganhar se forem trabalhadas sinergicamente.

4. AS PRINCIPAIS INFECÇÕES HOSPITALARES

Como destacamos anteriormente, a maioria das infecções hospitalares manifesta-se como complicação natural de pacientes gravemente enfermos, decorrente de um desequilíbrio entre sua flora microbiana normal e seus mecanismos de defesa. O desequilíbrio é provocado por determinadas doenças responsáveis pela hospitalização e por procedimentos invasivos ou imunossupressores a que o doente, correta ou incorretamente, é submetido.

Algumas infecções hospitalares são evitáveis, outras não. Esse tipo de infecção resulta de interações complexas e de múltiplos fatores causais, que interagem de modos diferentes, predispondo a infecções de diversos tipos.

Entre as principais infecções hospitalares endêmicas, a infecção do trato urinário (ITU) é a mais comum. A instrumentação do trato urinário representa o fator de risco mais importante na aquisição de ITU, especialmente a sondagem vesical, que a precede em mais de 80% dos casos, e outras manipulações, na taxa de 5 a 10%. Nos pacientes mantidos sob sondagem vesical em que a urina é drenada para reservatórios abertos (sistema aberto), o risco de infecção pode atingir 100% após quatro dias. Quando se utiliza o sistema de drenagem fechado, aproximadamente 50% dos pacientes desenvolvem ITU após dez ou catorze dias, sendo possível prevenção de 70 a 85% desses episódios em relação ao sistema aberto.

Os fatores associados ao hospedeiro, que resultam em maior incidência de infecção relacionada ao cateter vesical, são: idade avançada, sexo feminino, gravidez, puerpério, colonização do meato uretral, urina vesical residual, doenças subjacentes graves e uso indiscriminado de antimicrobianos. O agente predominante das infecções do trato urinário é a *Escherichia coli*, seguida de outras enterobactérias, de *Pseudomonas* e de *Candida*, embora a prevalência desses agentes varie conforme a instituição.

A segunda topografia de infecção hospitalar, em muitas instituições, é a ferida cirúrgica. O principal fator predisponente é o potencial de contaminação da cirurgia, mas a duração do procedimento e as condições pré-operatórias do paciente também têm grande importância, tanto que os três fatores determinam o índice de risco de infecção cirúrgica de acordo com a metodologia NNISS.

Outros fatores podem influenciar a ocorrência de infecção, como a permanência pré-operatória do paciente – que o predispõe a infecções por cepas hospitalares mais virulentas e resistentes aos antibióticos –; a presença de infecções concomitantes; a utilização de corpos estranhos (como drenos e próteses); o estado nutricional dos tecidos operados; e, principalmente, a técnica cirúrgica. A técnica de preparo da pele do paciente é outro fator destacado, em especial a tricotomia realizada com lâmina mais de duas horas antes do início da cirurgia, que aumenta significativamente o risco de infecção.

A infecção do trato respiratório é geralmente a terceira principal topografia de infecção hospitalar. Fatores como idade, patologia de base, instrumentação do trato respiratório, colonização da orofaringe com flora intestinal, favorecida pela neutralização do pH do estômago e pelo uso de sondas, endoscopia, equipamentos de terapia respiratória, broncoaspiração e biópsia transbrônquica predispõem ao aparecimento dessas infecções.

As bacteremias primárias ocupam muitas vezes o quarto lugar entre as infecções hospitalares. O avanço tecnológico, que contribui para maior sobrevida do paciente, também introduziu o uso de terapias mais invasivas, e entre elas destaca-se o acesso vascular, que favorece o aumento da incidência de infecções da corrente sanguínea.

Os fatores de risco associados a bacteremias são: idade, alterações dos mecanismos de defesa locais ou sistêmicos (perda da integridade da pele, diminuição da função dos granulócitos, imunodeficiência ou imunodepressão), utilização de insumos contaminados, emulsões lipídicas, severidade da doença de base, entre outros. Salientamos que as bacteremias primárias são documentadas por cultura positiva da corrente sanguínea, na qual nenhum outro sítio de infecção foi detectado como de origem, sendo somente estas consideradas hospitalares.

5. RAZÕES PARA O CONTROLE DE INFECÇÕES HOSPITALARES

O custo direto das infecções hospitalares é o gasto com o diagnóstico e tratamento do paciente que adquiriu a patologia. Inclui diárias adicionais, novos exames subsidiários laboratoriais ou de radioimagem, pagamento dos profissionais de saúde, tempo de trabalho despendido pelos profissionais, inclusive no regime de isolamento às vezes indicado à identificação de germes multirresistentes, e finalmente os custos com medicamentos e insumos. Um compilado de trabalhos internacionais revela que, em média, cada paciente com infecção hospitalar fica quatro dias a mais internado. Os custos diretos elevam-se em cerca de US$ 2.100,00, e o risco de falecimento em decorrência da nova patologia é de 3,6%.

Infecções sistêmicas, ferida cirúrgica e pneumonia aumentam a internação de um paciente em 7,4, 7,3 e 5,5 dias, respectivamente. A pneumonia é a mais cara, na faixa de US$ 5.683,00, seguida da sistêmica e da cirúrgica, com custos médios respectivos de US$ 3.517,00 e US$

3.152,00. Destacam-se, pela gravidade, a pneumonia e a sistêmica, com 13,3 e 13% de letalidade.

Um caso de infecção operatória aumentou a estada em 68 dias, enquanto um caso de pneumonia, em 44 dias. Em relação aos custos, um único caso de pneumonia despendeu US\$ 41.628,00, e outro de ferida operatória, US\$ 26.019,00. Em caso de abertura de processo jurídico, o prestador de serviço julgado culpado por um caso de infecção hospitalar pode ser obrigado, civilmente, a indenizar os familiares com um valor mensal equivalente à renda habitualmente aferida pelo paciente, em caso de falecimento ou sequela incapacitante. Pelo Código Penal, o mesmo prestador pode sofrer reclusão na liberdade. A instituição pode perder seu alvará de funcionamento e o credenciamento de alguns financiadores, afetando diretamente sua clientela, lucratividade e até sua própria viabilidade. Os profissionais estão sujeitos às sanções dos códigos de ética e dos órgãos de classe. O Código de Defesa do Consumidor, sobretudo por meio de subjetivação da culpa e de responsabilidade solidária e, eventualmente, da inversão dos ônus da prova, aumenta a responsabilidade legal de todos os que, direta ou indiretamente, prestam assistência aos pacientes.

A infecção do trato urinário, a mais frequente nos Estados Unidos, é a que sofre maior redução com o controle de infecção (até 38%), seguida da sistêmica e da cirúrgica, respectivamente de até 38 e 35%.

O mesmo estudo comprovou que, para cada dólar investido no controle de infecção, deixa-se de gastar até US\$ 4,00 com os custos diretos dessas patologias.

A CCIH/SCIH é um instrumento para todas essas ações e fornece um parâmetro objetivo para a mensuração da qualidade do atendimento, ao mesmo tempo em que aponta e avalia soluções.

Realizar um efetivo controle de infecção é uma necessidade que pode ser medida em racionalização de custos, lucratividade e exigências legais, morais ou éticas. Antes de tudo, é um compromisso com a saúde da população, razão da existência dos hospitais.

6. O PAPEL DO FARMACÊUTICO NO CONTROLE DAS INFECÇÕES HOSPITALARES

A farmácia hospitalar, de acordo com a Portaria n. 2.616/98, deve seguir as orientações da publicação do Ministério da Saúde – *Guia Básico para a Farmácia Hospitalar* (1ª edição, 1994) – ou outras que a complementem ou a substituam.

Sugere-se também que o farmacêutico dimensione o consumo de antibióticos por meio do cálculo do porcentual de pacientes que utilizaram essas drogas e da frequência relativa do emprego de cada princípio ativo. Ressaltamos que o cálculo da Dose Diária Definida, recomendada pelo *Guia Básico para a Farmácia Hospitalar*, editado pelo próprio Ministério da Saúde, é um melhor indicador da utilização dessas drogas.

O farmacêutico hospitalar deve participar ativamente da seleção dos antimicrobianos e dos agentes antissépticos, desinfetantes e esterilizantes a serem padronizados no hospital, em conjunto com a Comissão de Farmácia e Terapêutica do hospital.

Pelos programas de farmácia clínica, o farmacêutico pode também participar da elaboração de protocolos clínicos para a profilaxia antibiótica e para o uso terapêutico em infecções bacterianas, sempre levando em consideração os dados farmacoeconômicos disponíveis.

O farmacêutico também deve trabalhar, com a equipe multiprofissional, na orientação e prevenção da infecção hospitalar, por meio de treinamentos com as diferentes equipes hospitalares.

14

Humanização na Área Hospitalar

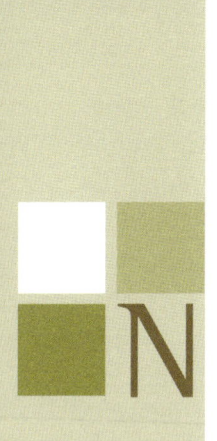

os dias de hoje, é impossível lidar com as práticas de promoção, prevenção e recuperação da saúde sem tocar no assunto do atendimento humanizado aos pacientes.

Muitos hospitais constatam que são muitos os benefícios proporcionados pela prática do atendimento humanizado, principalmente para crianças e idosos.

Quem visita algumas unidades pediátricas pode imaginar que entrou por engano em um ambiente que não seja o hospital, pois se depara com palhaços e pessoas vestidas como personagens infantis nas enfermarias e UTIs, com profissionais da saúde vestidos com aventais coloridos e com crianças pintando. Há também pessoas contando histórias infantis nas pediatrias ou lendo livros de apoio nas enfermarias de adultos.

É evidente que o ambiente hospitalar precisou ser modificado e adaptado ao longo dos anos para se tornar mais aconchegante, dentro das possibilidades possíveis e permitidas. Assim, as frias paredes receberam tons mais coloridos e estimulantes aos olhos.

Os hospitais e centros médicos aderiram aos projetos de humanização dos atendimentos para que os internos ou pacientes ambulatoriais fiquem menos estressados e ansiosos, e mais receptivos aos procedimentos e tratamentos medicamentosos.

Cada vez mais, administradores hospitalares, profissionais da área da saúde, pais e acompanhantes constatam as vantagens de uma assistência mais humanizada aos pacientes.

Grupos específicos formados por artistas e pessoas especializadas no trabalho de animação hospitalar humanizada vêm aumentando no país, tomando uma dimensão muito grande. Os Doutores da Alegria, grupo pioneiro no Brasil, deram origem a outros grupos e demonstram a importância desse trabalho junto aos pacientes. Tal trabalho requer disponibilidade, talento, capacitação e experiência dos atores, que participam constantemente de cursos, seminários, *workshops* e palestras que permitem o aperfeiçoamento da equipe. Essa capacitação é fundamental, uma vez que irão se deparar com os mais variados pacientes, com doenças de menor ou maior gravidade.

Esses grupos geralmente contam com o patrocínio de laboratórios farmacêuticos e com o apoio institucional da Lei Federal de Incentivo à Cultura do Ministério da Cultura, mas muitos têm a participação espontânea de pessoas voluntárias e se mantêm sem qualquer ajuda de órgãos ou instituições.

Portanto, as iniciativas de humanizar o atendimento são verificadas em vários centros do Brasil, cada um com suas especificidades e particularidades, mas todos com o mesmo objetivo de conseguir um sorriso ou uma reação que traga bem-estar ao paciente e, consequentemente, auxilie no seu tratamento.

O americano Patch Adams, cuja vida virou filme, é o médico mais famoso a dedicar-se a esse tipo de abordagem. Conhecido como "doutor e palhaço", dirige o Instituto Gesundheit nos Estados Unidos, atendendo gratuitamente os pacientes. Adams transforma os quartos do Instituto em um verdadeiro picadeiro, vestindo-se de palhaço para tentar minimizar o sofrimento dos pacientes, além de defender os sentimentos de humor, compaixão, alegria e esperança como instrumentos para a otimização dos diversos tratamentos e da relação médico-paciente.

Embora os benefícios da atividade humanizada sejam constatados cotidianamente pelos profissionais da área da saúde, há poucos estudos científicos que ratificam os bons resultados verificados na prática.

Apesar dessa escassez de dados científicos, os profissionais da saúde sabem que, além da capacitação técnica, que exige muito rigor, o atendimento humanizado demonstra que "mais alegria e mais amor ao paciente são sinais de mais saúde".

GLOSSÁRIO

Arquivo médico

Unidade de documentação médica destinada à guarda e conservação dos prontuários médicos.

Assistência hospitalar domiciliar

Prestação de serviços ao paciente, em seu domicílio, sob a responsabilidade do hospital; também conhecida como *homecare*.

Censo diário

Levantamento a cada 24 horas do número de leitos hospitalares ocupados.

Enfermaria

Compartimento da unidade de internação destinado a acomodar três ou mais pacientes.

Hospital-dia

Modalidade de atendimento hospitalar na qual o paciente utiliza com regularidade os serviços da instituição para tratamento ou reabilitação.

Indicadores hospitalares

São números, taxas, índices, percentuais e razões que permitem medir a magnitude de um ou vários fenômenos ocorridos no hospital, os recursos existentes, o seu aproveitamento, e em última análise, avaliar a qualidade da assistência prestada e a eficiência do hospital.

Leito hospitalar

Cama destinada à internação de pacientes; não são

considerados leitos as camas de acompanhantes, as camas do pronto-socorro, os leitos de pré-parto ou os berços de recém-nascidos sadios.

Matrícula ou registro

Inscrição de um paciente no hospital para consulta ou internação.

Organograma

Representação gráfica de uma estrutura administrativa que indica a hierarquia funcional e as linhas de subordinação.

Parecer médico

Laudo emitido por médico, integrante ou não do corpo clínico do hospital, em atendimento à solicitação de um colega do corpo clínico, para fins diagnósticos ou terapêuticos.

Posto de enfermagem

Local da unidade de internação destinada ao comando tecnoadministrativo das atividades desenvolvidas.

Prontuário médico

Conjunto de documentos destinados ao registro dos cuidados médicos e paramédicos prestados ao paciente pelo hospital, desde sua matrícula até a alta hospitalar.

Quarto hospitalar

Compartimento da unidade de internação destinado a acomodar um ou dois pacientes.

Unidade de internação

Conjunto de elementos destinado à acomodação do paciente internado e à prestação dos cuidados necessários.

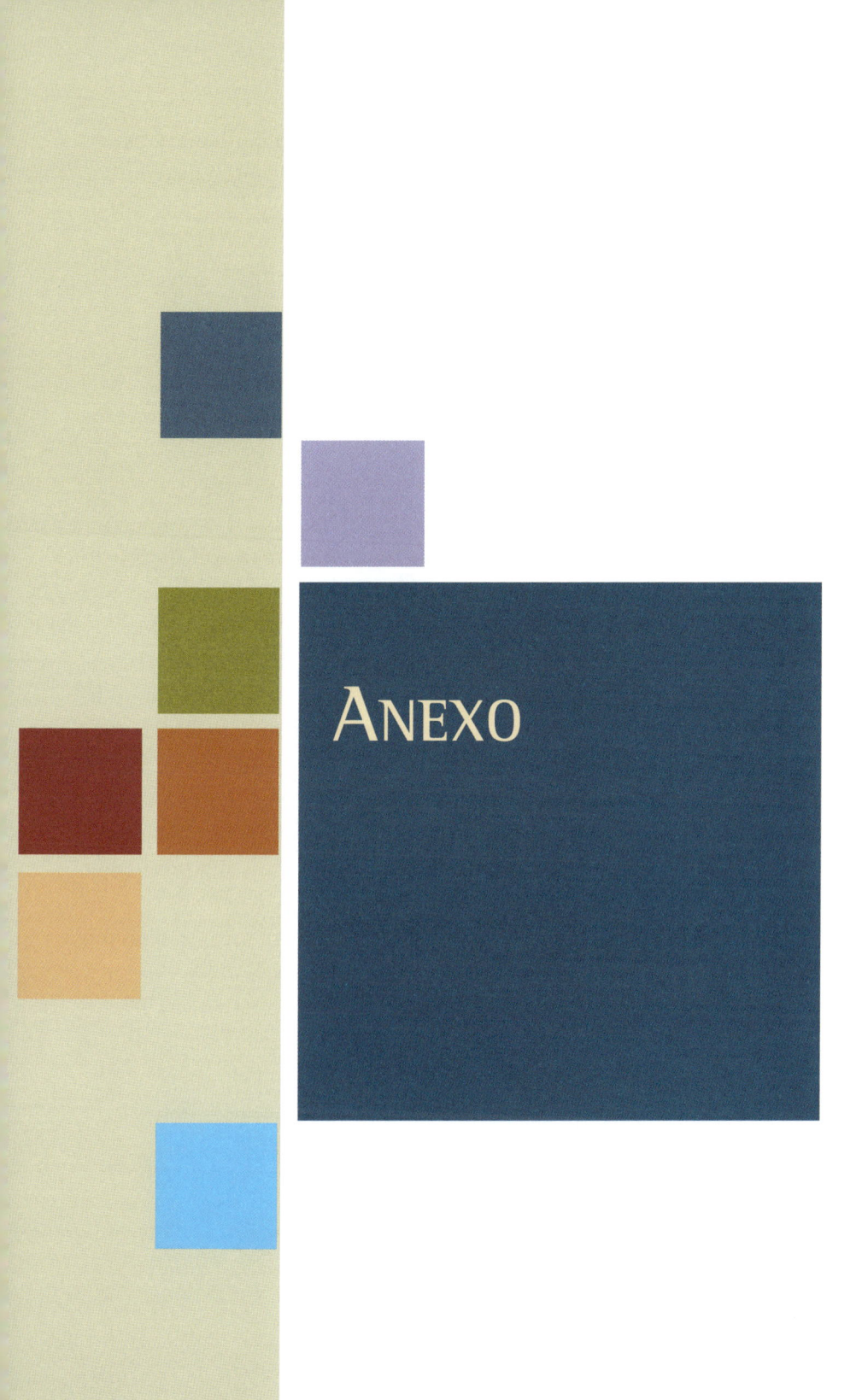

ANEXO

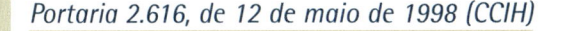

Portaria 2.616, de 12 de maio de 1998 (CCIH)

O Ministro de Estado da Saúde, Interino, no uso das atribuições que lhe confere o art. 87, inciso II da Constituição, e

Considerando que as infecções hospitalares constituem risco significativo à saúde dos usuários dos hospitais e que sua prevenção e controle envolvem medidas de qualificação da assistência hospitalar, de vigilância sanitária e outras, tomadas no âmbito do Estado, do Município e de cada hospital, atinentes ao seu funcionamento;

Considerando que o Capítulo I, art. 5º e inciso III, da Lei 8.080, de 19 de setembro de 1990, estabelece como objetivo e atribuição do Sistema Único de Saúde (SUS) "a assistência às pessoas por intermédio de ações de promoção, proteção e recuperação da Saúde com a realização integrada das ações assistenciais e das atividades preventivas";

Considerando que, no exercício da atividade fiscalizadora, os órgãos estaduais de saúde deverão observar, entre outros requisitos e condições, a adoção, pela instituição prestadora de serviços, de meios de proteção capazes de evitar efeitos nocivos à saúde dos agentes, clientes, pacientes e circunstantes (Decreto 77.052, de 19 de janeiro de 1976, art. 2º, inciso IV);

Considerando os avanços tecnocientíficos, os resultados do Estudo Brasileiro da Magnitude das Infecções Hospitalares, a Avaliação da Qualidade das Ações de Controle de Infecção Hospitalar, e o reconhecimento mundial destas ações como as que implementam a melhoria da qualidade da assistência à Saúde, reduzem esforços, problemas, complicações e recursos;

Considerando a necessidade de informações e instrução oficialmente constituída para respaldar a formação tecnoprofissional, resolve:

Art. 1º Expedir, na forma dos anexos I, II, III, IV e V, diretrizes e normas para a prevenção e o controle das infecções hospitalares.

Art. 2º As ações mínimas necessárias a serem desenvolvidas, deliberada e sistematicamente, com vistas à redução máxima possível da incidência e da gravidade das infecções nos hospitais, compõem o Programa de Controle de Infecções Hospitalares.

Art. 3º A Secretaria de Política de Saúde, do Ministério da Saúde, prestará cooperação técnica às Secretarias Estaduais e Municipais de Saúde, a fim de orientá-las sobre o exato cumprimento e interpretação das normas aprovadas por esta Portaria.

Art. 4º As Secretarias Estaduais e Municipais de Saúde poderão adequar as normas conforme prevê a Constituição da República Federativa do Brasil de 1988.

Art. 5º A inobservância ou o descumprimento das normas aprovadas por esta Portaria sujeitarão o infrator ao processo e às penalidades previstas na Lei 6.437, de 20 de agosto de 1977, ou outra que a substitua, com encaminhamento dos casos ou ocorrências ao Ministério Público e aos órgãos de defesa do consumidor para aplicação da legislação pertinente (Lei 8.078/90 ou outra que a substitua).

Art 6º Este regulamento deve ser adotado em todo o território nacional, pelas pessoas jurídicas e físicas, de direito público e privado, envolvidas nas atividades hospitalares de assistência à saúde.

Art 7º Esta Portaria entrará em vigor na data de sua publicação.

Art 8º Fica revogada a Portaria 930, de 27 de agosto de 1992.

Barjas Negri

ANEXO I

PROGRAMA DE CONTROLE DE INFECÇÃO HOSPITALAR

ORGANIZAÇÃO

1. O Programa de Controle de Infecção Hospitalar (PCIH) é um conjunto de ações, desenvolvidas deliberada e sistematicamente, com vistas à redução máxima possível da incidência e da gravidade das infecções hospitalares.

2. Para a adequada execução do PCIH, os hospitais deverão constituir Comissão de Controle de Infecção Hospitalar (CCIH), órgão de assessoria à autoridade máxima da instituição e de execução das ações de controle de infecção hospitalar.

2.1 A CCIH deverá ser composta por profissionais da área de saúde, de nível superior, formalmente designados.

2.2 Os membros da CCIH serão de dois tipos: consultores e executores.

2.2.1 O presidente ou coordenador da CCIH será qualquer um de seus membros, indicado pela direção do hospital.

2.3 Os membros consultores serão representantes dos seguintes serviços:

2.3.1 serviço médico;

2.3.2 serviço de enfermagem;

2.3.3 serviço de farmácia;

2.3.4 laboratório de microbiologia;

2.3.5 administração.

2.4 Os hospitais com número de leitos igual ou inferior a 70 (setenta) atendem aos números 2.3.1 e 2.3.2.

2.5 Os membros executores da CCIH representam o Serviço

de Controle de Infecção Hospitalar e, portanto, são encarregados da execução programada de controle de infecção hospitalar.

2.5.1 Os membros executores serão, no mínimo, 2 (dois) técnicos de nível superior da área de saúde para cada 200 (duzentos) leitos ou fração deste número com carga horária diária mínima de 6 (seis) horas para o enfermeiro e 4 (quatro) horas para os demais profissionais.

2.5.1.1 Um dos membros executores deve ser, preferencialmente, um enfermeiro.

2.5.1.2 A carga horária diária dos membros executores deverá ser calculada na base da proporcionalidade de leitos indicado no número 2.5.1.

2.5.1.3 Nos hospitais com leitos destinados a pacientes críticos, a CCIH deverá ser acrescida de outros profissionais de nível superior da área de saúde. Os membros executores terão acrescidas 2 (duas) horas semanais de trabalho para cada 10 (dez) leitos ou fração.

2.5.1.3.1 Para fins desta Portaria, consideram-se pacientes críticos:

2.5.1.3.1.1 pacientes de terapia intensiva (adulta, pediátrica e neonatal);

2.5.1.3.1.2 pacientes de berçário de alto risco;

2.5.1.3.1.3 pacientes queimados;

2.5.1.3.1.4 pacientes submetidos a transplantes de órgãos;

2.5.1.3.1.5 pacientes hematoncológicos;

2.5.1.3.1.6 pacientes com Síndrome da Imunodeficiência Adquirida.

2.5.1.4 Admite-se, no caso do número 2.5.1.3, o aumento do número de profissionais executores na CCIH, ou a relativa adequação de carga horária de trabalho da equipe original expressa no número 2.5.1.

2.5.1.5 Em hospitais com regime exclusivo de internação tipo paciente-dia, deve-se atender aos números 2.1, 2.2 e 2.3, e com relação ao número 2.5.1, a carga de trabalho dos profissionais será de 2 (duas) horas diárias para o enfermeiro e 1 (uma) hora para os demais profissionais, independentemente do número de leitos da instituição.

2.5.1.6 Os hospitais poderão consorciar-se no sentido da utilização recíproca de recursos técnicos, materiais e humanos, com vistas à implantação e manutenção do Programa de Controle da Infecção Hospitalar.

2.5.1.7 Os hospitais consorciados deverão constituir CCIH própria, conforme os números 2 e 2.1, com relação aos membros consultores, e prover todos os recursos necessários à sua atuação.

2.5.1.8 O consórcio deve ser formalizado entre os hospitais componentes. Os membros executores, no consórcio, devem atender aos números 2.5.1, 2.5.1.1, 2.5.1.2, 2.5.1.3 e 2.5.1.4.

COMPETÊNCIAS

3. A CCIH do hospital deverá:

3.1 elaborar, implementar, manter e avaliar um Programa de Controle de Infecção Hospitalar, adequado às características e necessidades da instituição, contemplando, no mínimo, ações relativas a:

3.1.1 implantação de um Sistema de Vigilância Epidemiológica das Infecções Hospitalares, de acordo com o Anexo III;

3.1.2 adequação, implementação e supervisão das normas e rotinas tecno-operacionais, visando à prevenção e ao controle das infecções hospitalares;

3.1.3 capacitação do quadro de funcionários e profissionais da instituição, no que diz respeito à prevenção e ao controle das infecções hospitalares;

3.1.4 uso racional de antimicrobianos, germicidas e materiais médico-hospitalares;

3.2 avaliar, periódica e sistematicamente, as informações providas pelo Sistema de Vigilância Epidemiológica das infecções hospitalares e aprovar as medidas de controle propostas pelos membros executores da CCIH;

3.3 realizar investigação epidemiológica de casos e surtos, sempre que indicado, e implantar medidas imediatas de controle;

3.4 elaborar e divulgar, regularmente, relatórios e comunicar, periodicamente, à autoridade máxima da instituição e às chefias de todos os setores do hospital, a situação do controle das infecções hospitalares, promovendo seu amplo debate na comunidade hospitalar;

3.5 elaborar, implantar e supervisionar a aplicação de normas e rotinas tecno-operacionais, visando limitar a disseminação de agentes presentes nas infecções em curso no hospital, por meio de medidas de precaução e de isolamento;

3.6 adequar, implementar e supervisionar a aplicação de normas e rotinas tecno-operacionais, visando à prevenção e ao tratamento das infecções hospitalares;

3.7 definir, em cooperação com a Comissão de Farmácia e Terapêutica, política de utilização de antimicrobianos, germicidas e materiais médico-hospitalares para a instituição;

3.8 cooperar com o setor de treinamento ou responsabilizar-se pelo treinamento, com vistas a obter capacitação adequada do quadro de funcionários e profissionais, no que diz respeito ao controle das infecções hospitalares;

3.9 elaborar regimento interno para a Comissão de Controle de Infecção Hospitalar;

3.10 cooperar com a ação do órgão de gestão do SUS, bem como fornecer, prontamente, as informações epidemiológicas solicitadas pelas autoridades competentes;

3.11 notificar, na ausência de um núcleo de epidemiologia, ao organismo de gestão do SUS, os casos diagnosticados ou suspeitos de outras doenças sob vigilância epidemiológica (notificação compulsória), atendidos em qualquer dos serviços ou unidades do hospital, e atuar cooperativamente com os serviços de saúde coletiva;

3.12 notificar ao Serviço de Vigilância Epidemiológica e Sanitária do organismo de gestão do SUS, os casos e surtos diagnosticados ou suspeitos de infecção associada à utilização de insumos e/ou produtos industrializados.

4. Caberá à autoridade máxima da instituição:

4.1 constituir formalmente a CCIH;

4.2 nomear os componentes da CCIH por meio de ato próprio;

4.3 propiciar a infraestrutura necessária à correta operacionalização da CCIH;

4.4 aprovar e fazer respeitar o regimento interno da CCIH;

4.5 garantir a participação do Presidente da CCIH nos órgãos colegiados deliberativos e formuladores de política da instituição, como, por exemplo, os conselhos técnicos, independentemente da natureza da entidade mantenedora da instituição de saúde;

4.6 garantir o cumprimento das recomendações formuladas pela Coordenação Municipal, Estadual/Distrital de Controle de Infecção Hospitalar;

4.7 informar o órgão oficial municipal ou estadual quanto à composição da CCIH e às alterações que venham a ocorrer;

4.8 fomentar a educação e o treinamento de todo o pessoal hospitalar.

5. À Coordenação de Controle de Infecção Hospitalar do Ministério da Saúde, compete:

5.1 definir diretrizes de ações de controle de infecção hospitalar;

5.2 apoiar a descentralização das ações de prevenção e controle de infecção hospitalar;

5.3 coordenar as ações nacionais de prevenção e controle de infecção hospitalar;

5.4 estabelecer normas gerais para a prevenção e o controle das infecções hospitalares;

5.5 estabelecer critérios, parâmetros e métodos para o controle de infecção hospitalar;

5.6 promover a articulação com órgãos formadores, com vistas à difusão do conteúdo de conhecimento do controle de infecção hospitalar;

5.7 cooperar com a capacitação dos profissionais de saú-de para o controle de infecção hospitalar;

5.8 identificar serviços municipais, estaduais e hospitalares para o estabelecimento de padrões técnicos de referência nacional;

5.9 prestar cooperação técnica, política e financeira aos Estados e aos Municípios, para aperfeiçoamento da sua atuação em prevenção e controle de infecção hospitalar;

5.10 acompanhar e avaliar as ações implementadas, respeitadas as competências estaduais/distrital e municipais de atuação, na prevenção e no controle das infecções hospitalares;

5.11 estabelecer sistema nacional de informações sobre infecção hospitalar na área de vigilância epidemiológica;

5.12 estabelecer sistema de avaliação e divulgação nacional dos indicadores da magnitude e gravidade das infecções hospitalares e da qualidade das ações de seu controle;

5.13 planejar ações estratégicas em cooperação técnica com os Estados, Distrito Federal e os Municípios;

5.14 acompanhar, avaliar e divulgar os indicadores epidemiológicos de infecção hospitalar.

6. Às Coordenações Estaduais e Distrital de Controle de Infecção Hospitalar, compete:

6.1 definir diretrizes de ação estadual/distrital, baseadas na política nacional de controle de infecção hospitalar;

6.2 estabelecer normas, em caráter suplementar, para a prevenção e o controle de infecção hospitalar;

6.3 descentralizar as ações de prevenção e controle de infecção hospitalar dos Municípios;

6.4 prestar apoio técnico, financeiro e político aos municípios, executando, supletivamente, ações e serviços de saúde, caso necessário;

6.5 coordenar, acompanhar, controlar e avaliar as ações de prevenção e controle de infecção hospitalar do Estado e do Distrito Federal;

6.6 acompanhar, avaliar e divulgar os indicadores epidemiológicos de infecção hospitalar;

6.7 informar, sistematicamente, à Coordenação de Controle de Infecção Hospitalar, do Ministério da Saúde, a partir da rede distrital, municipal e hospitalar, os indicadores de infecção hospitalar estabelecidos.

7. Às Coordenações Municipais de Controle de Infecção Hospitalar, compete:

7.1 coordenar as ações de prevenção e controle de infecção hospitalar na rede hospitalar do Município;

7.2 participar do planejamento, da programação e da organização da rede regionalizada e hierarquizada do SUS, em articulação com a Coordenação Estadual de controle de infecção hospitalar;

7.3 colaborar e acompanhar os hospitais na execução das ações de controle de infecção hospitalar;

7.4 prestar apoio técnico às CCIHs dos hospitais;

7.5 informar, sistematicamente, à Coordenação Estadual de controle de infecção hospitalar do seu Estado, a partir da rede hospitalar, os indicadores de infecção hospitalar estabelecidos.

ANEXO II

CONCEITOS E CRITÉRIOS DIAGNÓSTICOS DAS INFECÇÕES HOSPITALARES

1. Conceitos básicos.

1.1 Infecção comunitária (IC):

1.1.1 é aquela constatada ou em incubação no ato de admissão do paciente, desde que não relacionada com internação anterior no mesmo hospital.

1.1.2 São também comunitárias:

1.1.2.1 a infecção que está associada com complicação ou extensão da infecção já presente na admissão, a menos que haja troca de micro-organismos com sinais ou sintomas fortemente sugestivos da aquisição de nova infecção;

1.1.2.2 a infecção em recém-nascido, cuja aquisição por via transplacentária é conhecida ou foi comprovada e que se tornou evidente logo após o nascimento (exemplo: herpes simples, toxoplasmose, rubéola, citomegalovirose, sífilis e AIDS);

1.1.2.3 As infecções de recém-nascidos associadas com bolsa rota superior a 24 (vinte e quatro) horas.

1.2. Infecção hospitalar (IH):

1.2.1 é aquela adquirida após a admissão do paciente e que se manifeste durante a internação ou após a alta, quando puder ser relacionada com a internação ou com os procedimentos hospitalares.

2. Critérios para diagnóstico de infecção hospitalar, previamente estabelecidos e descritos.

2.1 Princípios:

2.1.1 o diagnóstico das infecções hospitalares deverá valorizar informações oriundas de:

2.1.1.1 evidência clínica, derivada da observação direta do paciente ou da análise de seu prontuário;

2.1.1.2 resultados de exames de laboratório, ressaltando-se os exames microbiológicos, a pesquisa de antígenos, anticorpos e métodos de visualização realizados.

2.1.1.3 evidências de estudos com métodos de imagem;

2.1.1.4 endoscopia;

2.1.1.5 biópsia e outros.

2.2 Critérios gerais:

2.2.1 quando, na mesma topografia em que foi diagnosticada infecção comunitária, foi isolado um germe diferente, seguido do agravamento das condições clínicas do paciente, o caso deverá ser considerado como infecção hospitalar;

2.2.2 quando se desconhecer o período de incubação do microorganismo e não houver evidência clínica e/ou dado laboratorial de infecção no momento da internação, conveniona-se infecção hospitalar toda manifestação clínica de infecção que se apresentar a partir de 72 (setenta e duas) horas após a admissão;

2.2.3 são também convencionadas infecções hospitalares aquelas manifestadas antes de 72 (setenta e duas) horas da internação, quando associadas a procedimentos diagnósticos e/ou terapêuticos, realizados durante esse período;

2.2.4 as infecções de recém-nascidos são hospitalares, com exceção das transmitidas de forma transplacentária e aquelas associadas a bolsa rota superior a 24 (vinte e quatro) horas;

2.2.5 os pacientes provenientes de outro hospital que se internam com infecção, são considerados portadores de infecção hospitalar do hospital de origem. Nestes casos, a Coordenação Estadual/Distrital/Municipal e/ou o hospital de origem deverão ser informados para computar o episódio como infecção hospitalar naquele hospital.

3. Classificação das cirurgias por potencial de contaminação da incisão cirúrgica:

3.1 as infecções pós-cirúrgicas devem ser analisadas conforme o potencial de contaminação da ferida cirúrgica, entendido como o número de micro-organismos presentes no tecido a ser operado;

3.2 a classificação das cirurgias deverá ser feita no final do ato cirúrgico, pelo cirurgião, de acordo com as seguintes indicações;

3.2.1 Cirurgias Limpas – são aquelas realizadas em tecidos estéreis ou passíveis de descontaminação, na ausência de processo infeccioso e inflamatório local ou falhas técnicas grosseiras, cirurgias eletivas com cicatrização de primeira intenção e sem drenagem aberta; cirurgias em que não ocorre penetração nos tratos digestivos, respiratório ou urinário;

3.2.2 Cirurgias Potencialmente Contaminadas – são aquelas realizadas em tecidos colonizados por flora microbiana pouco numerosa ou em tecidos de difícil descontaminação, na ausência de processo infeccioso e inflamatório e com falhas técnicas discretas no transoperatório; cirurgias com drenagem aberta enquadram-se nessa categoria; ocorre penetração nos tratos digestivos, respiratório ou urinário sem contaminação significativa.

3.2.3 Cirurgias Contaminadas – são aquelas realizadas em tecidos recentemente traumatizados e abertos, colonizados por flora bacteriana abundante, cuja descontaminação seja difícil ou impossível, bem como todas aquelas em que tenham ocorrido falhas técnicas grosseiras, na ausência de supuração local; na presença de inflamação aguda na incisão e cicatrização de segunda intenção, ou grande contaminação a partir do tubo digestivo; obstrução biliar ou urinária também se incluem nessa categoria.

3.2.4 Cirurgias Infectadas – são todas as intervenções cirúrgicas realizadas em qualquer tecido ou órgão em presença de processo infeccioso (supuração local) e/ou tecido necrótico.

ANEXO III

VIGILÂNCIA EPIDEMIOLÓGICA E INDICADORES EPIDEMIOLÓGICOS DAS INFECÇÕES HOSPITALARES

1. Vigilância Epidemiológica das Infecções Hospitalares é a observação ativa, sistemática e contínua de sua ocorrência e de sua distribuição entre pacientes, hospitalizados ou não, e dos eventos e condições que afetam o risco de sua ocorrência, com vistas à execução oportuna das ações de prevenção e controle.

2. A CCIH deverá escolher o método de vigilância epidemiológica mais adequado às características do hospital, à estrutura de pessoal e à natureza do risco da assistência, com base em critérios de magnitude, gravidade, redutibilidade das taxas ou custo;

2.1 São indicados os métodos prospectivos, retrospectivos e transversais, visando a determinar taxas de incidência ou prevalência.

3. São recomendados os métodos de busca ativos de coleta de dados para Vigilância Epidemiológica das Infecções Hospitalares.

4. Todas as alterações de comportamento epidemiológico deverão ser objeto de investigação epidemiológica específica.

5. Os indicadores mais importantes a serem obtidos e analisados periodicamente no hospital e, especialmente, nos serviços de Berçário de Alto Risco, UTI (adulto/pediátrica/neonatal), Queimados, são:

5.1 Taxa de Infecção Hospitalar, calculada tomando como numerador o número de episódios de infecção hospitalar no período considerado e como denominador o total de saídas (altas, óbitos e transferências) ou entradas no mesmo período;

5.2 Taxa de Pacientes com Infecção Hospitalar, calculada tomando como numerador o número de doentes que apresentam infecção hospitalar no período considerado e como denominador o total de saídas (altas, óbitos e transferências) ou entradas no período;

5.3 Distribuição Porcentual das Infecções Hospitalares por localização topográfica no paciente, calculada tendo como numerador o número de episódios de infecção hospitalar em cada topografia, no período considerado, e como denominador o número total de episódios de infecção hospitalar ocorridos no período;

5.4 Taxa de Infecções Hospitalares por Procedimento, calculada tendo como numerador o número de pacientes submetidos a um procedimento de risco que desenvolveram infecção hospitalar e como denominador o total de pacientes submetidos a esse tipo de procedimento. Exemplos:

- Taxa de infecção do sítio cirúrgico, de acordo com o potencial de contaminação.
- Taxa de infecção urinária após cateterismo vesical.
- Taxa de pneumonia após uso de respirador.

5.5 Recomenda-se que os indicadores epidemiológicos dos números 5.1 e 5.2 sejam calculados utilizando-se no denominador o total de pacientes-dia, no período.

5.5.1 O número de pacientes-dia é obtido somando-se os dias totais de permanência de todos os pacientes no período considerado.

5.6 Recomenda-se que o indicador do número 5.4 seja calculado utilizando-se como denominador o número total de procedimentos-dia.

5.7 Outros procedimentos de risco poderão ser avaliados sempre que a ocorrência respectiva o indicar, da mesma forma que é de utilidade o levantamento das taxas de infecção do sítio cirúrgico, por cirurgião e por especialidade.

5.8 Frequência das Infecções Hospitalares por Micro-organismos ou por etiologia, calculada tendo como numerador o número de episódios de infecção hospitalar por micro-organismo e como denominador o número de episódios de infecções hospitalares que ocorreram no período considerado.

5.9 Coeficiente de Sensibilidade aos Antimicrobianos, calculado tendo como numerador o número de cepas bacterianas de um determinado micro-organismo sensível a determinado antimicrobiano e como denominador o número total de cepas testadas do mesmo agente com antibiograma realizado a partir dos espécimes encontrados.

5.10 Indicadores de uso de antimicrobianos.

5.10.1 Porcentual de pacientes que usaram antimicrobianos (uso profilático ou terapêutico) no período considerado. Pode ser especificado por clínica de internação. É calculado tendo como numerador o total de pacientes em uso de antimicrobiano e como denominador o número total de pacientes no período.

5.10.2 Frequência com que cada antimicrobiano é empregado em relação aos demais. É calculada tendo como numerador o total de tratamentos iniciados com determinado antimicrobiano no período e como denominador o total de tratamentos com antimicrobianos iniciados no mesmo período.

5.11 Taxa de Letalidade Associada a Infecção Hospitalar é calculada tendo como numerador o número de óbitos ocorridos de pacientes com infecção hospitalar no período considerado e como denominador o número de pacientes que desenvolveram infecção hospitalar no período.

5.12 Consideram-se obrigatórias as informações relativas aos indicadores epidemiológicos 5.1, 5.2, 5.3 e 5.11, no mínimo com relação aos serviços de Berçário de Alto Risco, UTI (adulto/pediátrica/neonatal) e Queimados.

6. Relatórios e Notificações

6.1 a CCIH deverá elaborar periodicamente um relatório com os indicadores epidemiológicos interpretados e analisados; esse relatório deverá ser divulgado a todos os serviços e à direção, promovendo-se seu debate na comunidade hospitalar;

6.2 o relatório deverá conter informações sobre o nível endêmico das infecções hospitalares sob vigilância e as alterações de comportamento epidemiológico detectadas, bem como as medidas de controle adotadas e os resultados obtidos;

6.3 é desejável que cada cirurgião receba, anualmente, relatório com as taxas de infecção em cirurgias limpas referentes às suas atividades e a taxa média de infecção de cirurgias limpas entre pacientes de outros cirurgiões de mesma especialidade ou equivalente;

6.4 o relatório de vigilância epidemiológica e os relatórios de investigações epidemiológicas deverão ser enviados às Coordenações Estaduais/Distrital/Municipais e à Coordenação de Controle de Infecção Hospitalar do Ministério da Saúde, conforme as normas específicas das referidas Coordenações.

ANEXO IV

PROGRAMA DE CONTROLE DE INFECÇÃO HOSPITALAR

LAVAGEM DAS MÃOS

1. Lavagem das mãos é a fricção manual vigorosa de toda a superfície das mãos e dos punhos, utilizando-se sabão/detergente, seguida de enxágue abundante em água corrente.

2. A lavagem das mãos é, isoladamente, a ação mais importante para a prevenção e o controle das infecções hospitalares.

3. O uso de luvas não dispensa a lavagem das mãos antes e após contatos que envolvam mucosas, sangue ou outros fluidos corpóreos, secreções ou excreções.

4. A lavagem das mãos deve ser realizada tantas vezes quanto necessário durante a assistência a um único paciente, sempre que envolver contato com diversos sítios corporais, entre cada uma das atividades.

4.1 A lavagem e antissepsia cirúrgica das mãos é realizada sempre antes dos procedimentos cirúrgicos.

5. A decisão para a lavagem das mãos com uso de antisséptico deve considerar o tipo de contato, o grau de contaminação, as condições do paciente e o procedimento a ser realizado.

5.1 A lavagem das mãos com antisséptico é recomendada em: realização de procedimentos invasivos; prestação de cuidados a pacientes críticos; contato direto com feridas e/ou dispositivos, tais como cateteres e drenos.

6. Devem ser empregadas medidas e recursos com o objetivo de incorporar a prática da lavagem das mãos em todos os níveis de assistência hospitalar.

6.1 A distribuição e a localização de unidades ou pias para lavagem das mãos, de forma a atender à necessidade nas diversas áreas hospitalares, além da presença dos produtos, é fundamental para a obrigatoriedade da prática.

RECOMENDAÇÕES GERAIS

1. A utilização dos antissépticos, desinfetantes e esterilizantes seguirá as determinações da Portaria 15, de 23 de agosto de 1988, da Secretaria de Vigilância Sanitária (SVS), do Ministério da Saúde, e o Processamento de Artigos e Superfícies em Estabelecimentos de Saúde/MS, 2ª edição, 1994, ou outras que as complementem ou substituam.

1.1 Não são recomendadas, para a finalidade de antissepsia, as formulações contendo mercuriais orgânicos, acetona, quaternário de amônio, líquido de Dakin, éter e clorofórmio.

2. As normas de limpeza, desinfecção e esterilização são aquelas definidas pela publicação do Ministério da Saúde, Processamento de Artigos e Superfícies em Estabelecimentos de Saúde, 2ª edição, 1994 – princípios ativos liberados conforme os definidos pela Portaria 15, SVS, de 23 de agosto de 1988, ou outras que a complementem ou substituam.

3. As normas de procedimentos na área de microbiologia são aquelas definidas pela publicação do Ministério da Saúde – *Manual de Procedimentos Básicos em Microbiologia Clínica para o Controle de Infecção Hospitalar*, 1ª edição, 1991, ou outras que as complementem ou substituam.

4. As normas para lavanderia são aquelas definidas pela publicação do Ministério da Saúde – *Manual de Lavanderia Hospitalar*, 1ª edição, 1986, ou outras que as complementem ou substituam.

5. A Farmácia Hospitalar seguirá as orientações contidas na publicação do Ministério da Saúde – *Guia Básico para a Farmácia Hospitalar*, 1ª edição, 1994, ou outras que as complemetem ou substituam. (Of. nº 31/98).

2. Repercussões da Portaria MS 2.616/98 para o controle de infecções.

A Portaria 2.616/98 representou a adequação da antiga regulamentação ministerial às novas determinações da Lei Federal 9.431, de 6 de janeiro de 1997. A partir de um projeto de lei que aperfeiçoava a Portaria MS 930/92, esta lei, aprovada pelo Congresso, foi vetada em vários de seus artigos, causando um profundo impacto negativo, principalmente diante dos profissionais que de alguma forma atuavam no controle efetivo das infecções hospitalares. Apesar da controvérsia instalada, a referida lei teve como aspecto positivo ter tornado obrigatória a existência de uma Comissão de Controle de Infecção Hospitalar (CCIH) e de um Programa de Controle de Infecção Hospitalar (PCIH), definido como um conjunto de ações desenvolvidas deliberada e sistematicamente, tendo como objetivo a redução máxima possível da incidência e gravidade das infecções nosocomiais.

Como as portarias anteriores, a 2.616/98 é composta por cinco anexos com as diretrizes e normas para a prevenção e o controle das infecções hospitalares. O Anexo I trata da organização e competências do programa e da comissão de controle de infecção. No Anexo II, temos conceito e critérios diagnósticos das infecções hospitalares; no Anexo III, temos orientações sobre a vigilância epidemiológica das infecções hospitalares e seus indicadores; nos Anexos IV e V, observamos recomendações sobre a lavagem das mãos e outros temas, como uso de germicidas, microbiologia, lavanderia e farmácia, dando ênfase à observância de publicações anteriores do Ministério da Saúde.

O Anexo I mantém as definições da CCIH e PCIH da Lei Federal. Há uma melhor especificação da composição da CCIH, que deverá ter seus membros formalmente designados pela direção do hospital, incluindo seu presidente, que fará obrigatoriamente parte do conselho diretivo da instituição. Os membros são divididos em consultores e executores, sendo estes últimos encarregados da execução do PCIH, representando o ex-Serviço de Controle de Infecção Hospitalar (SCIH). Uma importante novidade é que a sua composição deve ser informada ao órgão oficial municipal ou estadual.

Na composição desse serviço, observamos uma importante alteração com a recomendação de preferência a um enfermeiro e a não obrigatoriedade de haver, como o segundo profissional de nível superior, necessariamente um médico. À carga horária recomendada anteriormente (6 horas diárias para o enfermeiro e 4 horas diárias para o outro profissional, para cada 200 leitos) foram acrescidas

2 horas adicionais de trabalho diário para cada 10 leitos destinados aos pacientes críticos (terapia intensiva, berçário de alto risco, queimados, transplante de órgãos, pacientes hematoncológicos ou com AIDS). Isso parte do princípio de que a vigilância e as medidas de controle nessas unidades requerem atenção diferenciada. Entretanto, essa composição deve acompanhar a política de recursos humanos do hospital como um todo, particularmente nas instituições com deficiências de pessoal em outras áreas essenciais do atendimento.

A competência da CCIH na Portaria 2.616/98 é um somatório do que foi atribuído à CCIH e ao SCIH na recomendação anterior, acrescido de novas e importantes determinações, de acordo com as características e necessidades da instituição. Entre estas destacam-se: o uso racional de antimicrobianos, germicidas e materiais médico-hospitalares. Além disso, em conjunto com a Comissão de Farmácia e Terapêutica, deve definir uma política de utilização de antimicrobianos e, na ausência de um núcleo de epidemiologia, deve informar às autoridades sanitárias os casos diagnosticados ou suspeitos de doenças de notificação compulsória, relatar as informações epidemiológicas solicitadas e os casos suspeitos de relação com a utilização de insumos ou produtos industrializados. Essas novas recomendações objetivam tornar mais atuante as ações de controle de infecção, integrando-as à estrutura administrativa da instituição, substituindo seu papel eminentemente consultivo para participar com maior profundidade dos processos decisórios. Além disso, aprimora a integração do controle de infecção com as autoridades sanitárias.

Outro aspecto importante introduzido por essa nova portaria é a atribuição de competências específicas ao Estado, seja em âmbito federal, estadual ou municipal. Para a Coordenação de Controle de Infecção Hospitalar do Ministério da Saúde ficou a definição das diretrizes e sua coordenação geral, apoiando a descentralização das ações, estabelecendo as normas, critérios, parâmetros e métodos para o controle de infecções. Cabe a esse plano a responsabilidade para promover a articulação com órgãos formadores, para a difusão do conhecimento do controle de infecções, cooperando com a capacitação dos profissionais de saúde, identificando serviços de referência. Destacamos que muitas dessas atividades, mesmo sem estarem formalmente estabelecidas, já foram desenvolvidas pelo Ministério da Saúde, mas depois foram inexplicavelmente abandonadas.

Além disso, o Ministério da Saúde, por meio da Secretaria de Política de Saúde e da Coordenação de Controle de Infecção Hospitalar, deve cooperar técnica, política e financeiramente com as ações desenvolvidas pelos Estados e Municípios, acompanhando e avaliando-as, procurando estabelecer um sistema nacional sobre infecção hospitalar, divulgando indicadores da sua magnitude, gravidade e qualidade das ações de controle. Assim, os dados seriam coletados regionalmente e encaminhados ao Ministério da Saúde para uma consolidação de caráter nacional. Logo, compete às coordenações estaduais e municipais definir as normas locais, descentralizando efetivamente as ações, prestando apoio técnico, financeiro e político aos municípios, acompanhando, avaliando e divulgando os indicadores epidemiológicos de infecção hospitalar, além de informá-los periodicamente ao Ministério da Saúde.

Aos municípios, cabe adicionalmente acompanhar os hospitais nas ações de controle de infecção, prestando apoio técnico à sua execução.

De acordo com o que foi noticiado pela imprensa leiga, existe uma tendência a se transformar as infecções hospitalares em doenças de notificação compulsória. Apesar da importância inquestionável do acesso a dados nacionais a respeito desse problema de saúde pública, a medida deve ser repensada, tendo em vista o questionável valor prático de sua implantação nesses moldes e principalmente as possíveis repercussões no atendimento à saúde, particularmente para os que são assistidos pela iniciativa privada, em que muitas vezes as patologias de notificação compulsória não são cobertas pela preestabelecida abrangência contratual de assistência. Assim, tememos as sérias consequências a esses pacientes, que ficariam à mercê de seus próprios recursos, de eventuais demandas jurídicas contra os hospitais ou convênios, ou estariam sobrecarregando o sistema público de atendimento, como já acontece com a maioria das doenças que atualmente são de notificação compulsória. A nosso ver, seria preferível que as instituições fossem efetivamente obrigadas a notificar periodicamente seus indicadores epidemiológicos de infecção hospitalar e que esses dados fossem consolidados em um sistema de vigilância epidemiológica, como aliás está recomendado atualmente. Os critérios diagnósticos de infecção hospitalar, discutidos no Anexo II, sofreram uma importante alteração no que se refere à classificação das infecções em recém-nascidos. Assim, passaram a ser consideradas comunitárias, além das transmitidas de forma transplacentária, aquelas associadas à bolsa rota por período superior a 24 horas. Outro ponto enfatizado é a necessidade de informar os casos de IH adquiridas em outro hospital à Coordenação Estadual/Distrital/Municipal ou à instituição de origem.

O mesmo anexo apresenta uma classificação das cirurgias por potencial de contaminação, que, de acordo com sua recomendação, deverá ser feita pelo cirurgião, ao final do ato operatório. Basicamente, o princípio que norteia esses critérios coincide com o exposto no decorrer deste livro, ou seja, o intraoperatório determina a classificação e não mais aquelas "famosas" listas de procedimentos, que estabeleciam uma classificação prévia. Assim, as cirurgias limpas são as realizadas sem intercorrências em tecidos estéreis. As operações potencialmente contaminadas ocorrem em tecidos colonizados com flora pouco numerosa e em tecidos estéreis mas com falhas técnicas discretas ou drenagem. Os procedimentos contaminados são executados nos casos de tecidos recentemente traumatizados ou abertos, falhas técnicas grosseiras, inflamação aguda, cicatrização em segundo intenção, ou em locais com flora bacteriana abundante. Finalmente, as cirurgias infectadas são aquelas realizadas em presença de supuração ou necrose.

No Anexo III, o conceito de vigilância epidemiológica das infecções hospitalares determina a observação ativa, sistemática e contínua da sua distribuição e dos eventos e condições que afetam sua ocorrência. Inclui também a possibilidade de avaliar pacientes não hospitalizados, nos métodos de vigilância pós-alta e sobretudo nas atividades realizadas "com vistas à execução oportuna das ações de prevenção e controle", ou seja, a consolidação e interpretação dos dados deve ser ágil, indicando rapidamente as prioridades das ações de controle, possibilitando resultados práticos dessa atividade. Permanece a recomendação pelos métodos ativos de vigilância, que deverão ser adequados às características do hospital. Foi introduzida também a possibilidade de realizar o método apenas em determinados setores do hospital, de acordo com as opções desenvolvidas pelos componentes da metodologia NNTS.

É obrigatório pelo menos o cálculo da taxa de infecção hospitalar, da taxa de pacientes com infecção hospitalar, da distribuição porcentual dos episódios de IH e da taxa de letalidade associada a infecção hospitalar. Os dois primeiros podem ser obtidos em relação ao total de diárias (pacientes-dia) e não apenas em relação às saídas, calculando-se assim a taxa de densidade, que melhor reflete a exposição dos doentes a esses episódios. É recomendado que a frequência das infecções por micro-organismos seja calculada a partir do número de episódios de infecção hospitalar, e não pelo total de agentes isolados, caso em que obtemos sua distribuição. É sugerido que o dimensionamento do consumo de antibióticos seja feito através do cálculo do percentual de pacientes que utilizaram essas drogas e pela frequência relativa do emprego de cada princípio ativo. Ressaltamos que o cálculo da Dose Diária Definida, recomendada pelo *Guia de Farmácia Hospitalar*, editado pelo próprio Ministério da Saúde, é um melhor indicador da utilização dessas drogas.

O Anexo IV é dedicado especificamente à lavagem das mãos, identificada como a mais importante ação para o controle das infecções hospitalares e devendo ser realizada após contatos que envolvam mucosas, secreções, excretas e sangue ou outros fluidos corpóreos. Mesmo na assistência a um único paciente, a lavagem das mãos deve ser realizada sempre que envolver manipulação de um outro sítio corporal. Adicionalmente, é recomendada a lavagem com antissépticos na realização de procedimentos invasivos, na prestação de cuidados a doentes críticos e no contato direto com feridas ou dispositivos invasivos como cateteres e drenos. Por sua vez, o Anexo V traz recomendações gerais sobre o uso de germicidas (mantendo a proibição do emprego de vários antissépticos tradicionais), normas para limpeza, desinfecção e esterilização, além de orientações para os procedimentos na área de microbiologia, lavanderia e farmácia, sempre recomendando o seguimento das orientações definidas em portarias e normas previamente elaboradas pelo Ministério da Saúde.

BIBLIOGRAFIA

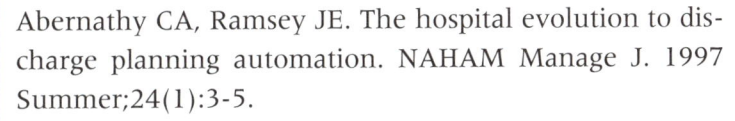

Abernathy CA, Ramsey JE. The hospital evolution to discharge planning automation. NAHAM Manage J. 1997 Summer;24(1):3-5.

American Society Hospital Pharmacy. ASHP guidelines on preventing medication errors in hospitals. Am J Hosp Pharm. 1993;50:305-14.

American Society of Consultant Pharmacists. ASPC policy statement. Disponível em: www.aspc.com.

Bates DW, Boyle DL, Vander Vliet MB, Schneider J, Leape LL. Relationship between medication errors and adverse drug events. J Gen Intern Med. 1995;10:199-205.

Bertazzoni G, Pulimeno A, Torre R. For a history of medical professions: nursing in modern hospitals. Med Secoli. 2002;14(1):215-31.

Brasil. Anvisa. Resolução de Diretoria Colegiada nº 210 de 4 de agosto de 2003. Institui o regulamento técnico de boas práticas de produção farmacêutica.

Brasil. Constituição da República Federativa do Brasil. 1988.

Brasil. Lei n. 6360 de 23 de setembro de 1976. Dispõe sobre a vigilância sanitária a que ficam sujeitos os medicamentos, as drogas, os insumos farmacêuticos e correlatos, cosméticos, saneantes e outros produtos, e dá outras providências.

Brasil. Lei Federal n. 5991, de 17 de dezembro de 1973. Dispõe sobre o controle sanitário do comércio de drogas, medicamentos, insumos farmacêuticos e correlatos, e dá outras providências.

Brasil. SVS – Ministério da Saúde. Portaria n. 802, de 8 de outubro de 1998. Institui o Sistema de Controle e Fiscalização em toda a cadeia dos produtos farmacêuticos.

Cavallini ME, Bisson MP. Farmácia hospitalar – um enfoque em sistemas de saúde. 1. ed. Barueri: Editora Manole; 2002.

Charnov BH, Montana PJ. Administração. São Paulo: Editora Saraiva; 2002.

Chiavenato I. Administração – teoria, processo e prática. São Paulo: Editora Makron Books; 2000.

Chiavenato I. Administração. São Paulo: Editora Atlas; 2003.

Connor JT. Hospital history in Canada and the United States. Can Bull Med Hist. 1990;7(1):93-104.

Cousins DD. Medication use: a system approach to reducing errors. 1. ed. Joint Commission on Acreditation of Healthcare Organizations; 1998.

De la Garza Villasenor L. From temples and sanctuaries to hospitals; 6,000 years of history. Rev Invest Clin. 2000 Jan-Feb;52(1):89-97.

Drucker PF. A administração na próxima sociedade. São Paulo: Editora Nobel; 2003.

Drucker PF. Administração de organizações sem fins lucrativos – princípios e práticas. São Paulo: Editora Pioneira; 1994.

Edgar TA, Lee DS, Cousins D. Experience with a national medication error reporting program. Am J Hosp Pharm. 1994;51:1335-8.

Faria JC. Administração – teoria e aplicação. São Paulo: Editora Pioneira; 2002.

Fontinele Júnior K. Administração hospitalar. Goiânia: Editora AB; 2003.

Fox D. Politics matter: re-reading Abel-Smith's history of hospitals. J Health Serv Res Policy. 2005 Jul;10(3):187-8.

Francischini PG. Administração de materiais e do patrimônio. São Paulo: Editora Pioneira; 2002.

Humanização. In: Revista Meio de Cultura – Eurofarma. 2002: ano V, n. 20.

Kaushal R, Bates DW, Landrigan C, McKenna KJ, Clapp MD, Federico F, et al. Medication errors and adverse drug events in pediatric inpatients. JAMA. 2001;285(16):2114-20.

Kiernan MJ. 11 mandamentos da administração do século XXI. São Paulo: Editora Makron Books; 1998.

Krupicka MI, Bratton SL, Sonnenthal K, Goldstein B. Impact of a pediatric clinical pharmacist in the pediatric intensive care unit. Crit Care Med. 2002;30(4):919-21.

Ludmerer KM. Writing the history of hospitals. Bull Hist Med. 1982 Spring;56(1):106-9.

Machado JR. Administração de finanças empresariais. Rio de Janeiro: Editora Qualitymark; 2002.

Malagon-Londono G. Administração hospitalar. Rio de Janeiro: Editora Guanabara Koogan; 2003.

Martins E, Assaf Neto A. Administração financeira – as finanças das empresas sob condições inflacionárias. Editora Atlas. 559 páginas, 1997.

Maximiano ACA. Administração de projetos: transformando idéias em resultados. São Paulo: Editora Atlas; 1997.

Normann R. Administração de serviços – estratégia e liderança na empresa de serviços. São Paulo: Editora Atlas; 1993.

Patch Adams – doutor e palhaço. In: Revista Veja. Editora Abril. 25 de fevereiro de 2004: edição 1842, ano 37.

Podolny J. Administração estratégica. Rio de Janeiro: Editora LTC, 2004.

Silva AT. Administração básica. São Paulo: Editora Atlas; 2003.

Storey BG, Cooke AW. History, heritage and hospitals. Med J Aust. 2001 Jul 2;175(1):56.

Tajra AD. Manual de regulamentos e procedimentos médicos-hospitalares. São Paulo: Editora Iátria; 2003.

Taraboulsi FA. Administração de hotelaria hospitalar. São Paulo: Editora Atlas; 2003.

Teixeira R. Breve reflexão sobre a história e o sentido atual dos hospitais na sociedade. Disponível em: http://www.hportugues.com.br/noticias/outras_edicoes/folder.2005-02-03.5303048370/docimagebig.2005-01-07.3844893676. Último acesso: 19 de julho de 2005.

Tenniswood MB. The history of hospitals: 150 years of caring. Mich Hosp. 1987 Jul;23(7):55-7,59-67.

Ueta J, Cassiani SHB. A segurança dos pacientes na utilização da medicação. São Paulo: Artes Médicas; 2004.

Uhlmann GW. Administração. São Paulo: Editora FTD; 1997.

Ward M. 50 técnicas essenciais da administração. São Paulo: Editora Nobel; 2000.

Índice Remissivo